ÉTUDE

SUR

LES EFFETS DES TRACTIONS

ET DES TORSIONS

EXERCÉES SUR LA MAIN ET L'AVANT-BRAS DES ENFANTS

ET PRINCIPALEMENT SUR LES

SUBLUXATIONS

DE L'EXTRÉMITÉ SUPÉRIEURE DU RADIUS

PROPOSITION D'UNE THÉORIE NOUVELLE

(Théorie de la subluxation latérale interne)

PAR

Le docteur E. ALIX

(Mémoire lu à la Société des Sciences médicales de Paris, dans la séance du 25 avril 1862)

PARIS

LIBRAIRIE LECLERC

14, RUE DE L'ÉCOLE DE MÉDECINE, 14

1862

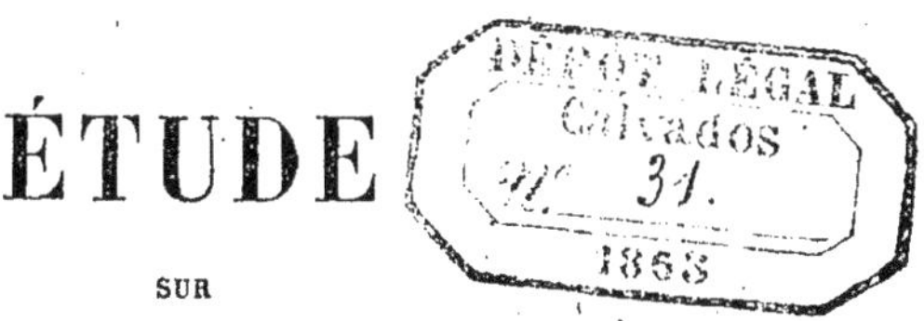

ÉTUDE

SUR

LES EFFETS DES TRACTIONS

ET DES TORSIONS

EXERCÉES SUR LA MAIN ET L'AVANT-BRAS DES ENFANTS

ET PRINCIPALEMENT SUR LES

SUBLUXATIONS

DE L'EXTRÉMITÉ SUPÉRIEURE DU RADIUS

PROPOSITION D'UNE THÉORIE NOUVELLE

(*Théorie de la subluxation latérale interne*)

PAR

Le docteur E. ALIX

(Mémoire lu à la Société des Sciences médicales de Paris, dans la séance du 25 avril 1862)

PARIS
LIBRAIRIE LECLERC
14, RUE DE L'ÉCOLE DE MÉDECINE, 14

1862

Caen. — Imp. E. Poisson., rue Froide, 18.

ÉTUDE

SUR

LES EFFETS DES TRACTIONS ET DES TORSIONS

Exercées sur la main et l'avant-bras des enfants

ET PRINCIPALEMENT SUR LES

SUBLUXATIONS

DE L'EXTRÉMITÉ SUPÉRIEURE DU RADIUS

La question que j'aborde a été l'objet d'un certain nombre de travaux et a donné lieu à plusieurs théories dignes, à des titres divers, de fixer l'attention des chirurgiens. Parmi ces théories, en est-il une que l'on doive adopter à l'exclusion des autres? En est-il plusieurs que l'on puisse concilier ensemble? En est-il que l'on doive rejeter? — Est-il d'autres théories que l'on puisse proposer? — C'est le sujet que j'ai désiré examiner dans ce travail. Curieux de connaître la vérité, j'ai recueilli avec soin les faits qui se sont présentés à moi; j'ai comparé mes impressions avec celles de mes devanciers, puis j'ai cherché à m'éclairer par des dissections nouvelles. Mais à mesure que j'étudiais un sujet qui, au premier abord, paraît bien simple et bien peu compliqué, j'ai vu qu'il fallait avoir égard à tout un ensemble de détails. Les tractions et les torsions exercées sur la main agissent à la fois sur le poignet et sur le coude, et, dans les lésions qu'elles produisent, il ne faut pas seulement considérer les rapports des os, il faut aussi tenir compte des parties moins résistantes qui les entourent : ligaments, lames fibreuses, chairs et tendons, couches graisseuses, vaisseaux et nerfs. En un mot, on ne doit pas perdre de vue qu'il se produit ici des entorses assi bien que des luxations.

Il était nécessaire de mettre quelque méthode dans le développement de ce sujet, et j'ai cru devoir adopter l'ordre suivant.

Je commence par des considérations anatomiques et physiologiques où j'insiste sur quelques détails qui n'ont pas encore suffisamment attiré l'attention des observateurs.

Je discute ensuite la valeur possible des diverses théories proposées jusqu'à ce jour.

Enfin, en exposant le récit de mes observations cliniques, je discute la valeur réelle de ces théories.

J'aurais pu commencer par un récit historique des travaux antérieurs. Mais je me contenterai de renvoyer ceux qui voudront être édifiés sous ce rapport à l'article publié par M. Malgaigne dans le *Journal de chirurgie* (avril 1843), et à l'exposé que M. Goyrand a mis en tête de son dernier mémoire (*Gaz. méd.*, 15 octobre 1849 et suiv.). Les deux récits se complètent l'un l'autre ; quelques détails omis par M. Malgaigne ont été ajoutés par M. Goyrand. Ces deux documents suffisent pour donner une idée très-complète de la question, et pour dispenser d'un travail pénible ceux auxquels manquerait le temps ou le désir de lire les pièces originales. Pour ma part, je ne dirais pas mieux que ces deux auteurs, et je ne crois pas utile de les copier [1].

[1] Voyez encore Malgaigne, *Traité des luxations*, 1855; et Denucé, *Th. inaug.*, 1854, p. 197 et suiv., qui rapporte en détail les opinions des anciens.

C'est un sujet qui mérite d'être approfondi. Un examen superficiel est insuffisant pour donner une idée, même approchée, de ce qui est. L'investigateur qui ne se contente pas du premier coup d'œil et qui pousse plus loin les recherches se trouve entraîné d'abord à des erreurs séduisantes qu'il est obligé d'écarter avant de marcher plus directement vers le but. Aussi me paraît-il à propos de ne pas seulement dire ce que je crois vrai, mais de discuter les causes des erreurs où l'on peut tomber. Ce travail me confirme plus que jamais dans cette idée, que la théorie doit à chaque pas soutenir et guider l'observation. L'œil qui n'est pas dirigé par la pensée regarde mal et ne voit pas. L'observation seule est insuffisante ; il faut comprendre ce que l'on voit, le concevoir, ou, pour employer une expression qu'aimait à répéter M. de Blainville, en avoir la conception.

A. — ANATOMIE ET PHYSIOLOGIE.

Les mouvements du radius sur le cubitus appartiennent à deux classes différentes. Ceux de la première classe consistent dans la rotation du radius autour du cubitus. Ce sont les mouvements de pronation et de supination. Je suppose, l'avant-bras étant étendu, que, dans la supination, la main soit appliquée à une table par sa face dorsale ; dans la demi-pronation, la main appuiera par son bord cubital sans pencher d'un côté plus que de l'autre ; dans la pronation complète, elle s'appliquera à la table par sa face palmaire ; dans la pronation forcée, elle se retournera de manière à s'appliquer de nouveau par sa face dorsale, ce qui aura lieu si à la rotation du radius on ajoute la torsion de tout le membre thoracique. Le mouvement de supination est celui qui se fait en sens inverse. Il y a supination forcée si la main se retourne de manière à n'appuyer que par son bord radial. Des muscles spéciaux sont destinés à l'exécution de ces mouvements. Cependant ils peuvent aussi se produire d'une manière passive, les muscles étant relâchés, soit que l'avant-bras reste abandonné à son propre poids, augmenté de celui de la main, soit qu'une force extérieure imprime des mouvements au membre thoracique.

Les mouvements de la seconde classe consistent dans un va-et-vient, dans un glissement suivant la longueur du radius sur le cubitus. Lorsque le mouvement se fait du bras vers la main, on a ce que Duverney nommait l'*élongation*. L'élongation se produit toujours d'une manière passive ; elle n'est jamais l'effet d'une action musculaire. Tous les muscles qui vont, soit de l'humérus au radius, soit du cubitus au radius, soit de l'humérus à la main, sont dirigés de manière à ramener toujours le radius vers l'humérus; ils résistent à l'élongation, et, si elle a lieu, leur contraction a aussitôt pour résultat de la faire cesser. L'élongation se produit naturellement dans l'extension passive, quand le bras tombe abandonné à son propre poids augmenté de celui de la main. Mais elle résulte surtout d'une traction exercée sur la main. L'étendue de l'élongation ne dépasse pas cinq millimètres. Cette petite quantité n'est pourtant pas à négliger chez l'homme adulte; chez les enfants elle est la même, et l'on doit à plus forte raison en tenir compte, puisqu'elle est relativement beaucoup plus grande.

On peut observer d'une manière générale que le radius est comme suspendu entre les articulations auxquelles il prend part. Il se balance en quelque sorte entre ces divers points ; nulle part il n'est fortement serré contre les surfaces avec lesquelles il entre en contact. Il peut les quitter tour à tour en s'en écartant légèrement ; quand il les touche, il y repose plutôt qu'il n'y appuie, et presque jamais les mouvements de cet os ne donnent lieu à des pressions ou à des frottements énergiques. On comprend facilement ce haut degré de souplesse, d'aisance et de liberté dans l'organe qui soutient la main.

Dans les descriptions qui vont suivre, je me suis efforcé, tout en évitant de répéter des choses connues, de mettre en évidence plusieurs détails que j'ai vérifiés avec soin. Ces détails, un peu minutieux, ont pu, jusqu'ici, être sans inconvénient négligés par les anatomistes ; mais il est nécessaire d'en tenir compte si l'on veut porter un jugement sur les théories que je me suis proposé d'apprécier dans ce travail [1].

Je commencerai par décrire ce qui est chez les adultes, et je dirai ensuite les différences qui se rencontrent chez les enfants.

Articulation radio-cubitale supérieure. — La tête du radius roule dans un anneau cylindrique osséo-fibreux constitué pour le tiers interne par la petite cavité sigmoïde du cubitus, et pour les deux autres tiers de la circonférence par le ligament annulaire. Chez les enfants, comme l'a fait observer Martin, de Lyon, le ligament annulaire occupe les trois quarts au moins de la circonférence, et la petite cavité sigmoïde n'en occupe tout au plus que le quart.

La petite cavité sigmoïde du cubitus est limitée en

[1] En décrivant les extrémités osseuses, je supposerai toujours qu'elles sont revêtues de leur cartilage d'incrustation.

arrière par un bord postérieur très-peu concave de onze à douze millimètres de long, tantôt un peu oblique, tantôt presque vertical. Inférieurement ce bord se continue avec une crête rugueuse (*crête sous-sigmoïdienne*) où aboutissent à la fois la branche postérieure de bifurcation du bord externe du cubitus et la ligne oblique postérieure de cet os (avec laquelle on la confond ordinairement), crête rugueuse à laquelle s'insèrent en arrière le muscle anconé, et en avant une partie du court supinateur. Ce bord donne insertion au ligament annulaire, mais par ses deux tiers inférieurs seulement. Le tiers supérieur n'est en rapport qu'avec la capsule articulaire fortifiée par le ligament latéral externe. Le cartilage d'incrustation s'y réfléchit, en sorte que la capsule ne part pas du bord même, mais d'une ligne située à environ un millimètre plus en dedans. Ce bord commence en haut au niveau de la ligne transverse ou *scissure* (Blandin, *Anat. descript.*) qui sépare de l'olécrâne l'apophyse coronoïde. Derrière lui se trouve une gouttière qui se continue avec cette ligne.

Chez l'enfant nouveau-né, le bord postérieur n'a que quatre à cinq millimètres de long; il est oblique, et s'unit par une courbe avec le bord inférieur. La crête sous-sigmoïdienne est peu prononcée. Ces différences persistent dans toute la période de l'enfance, en tenant compte de l'accroissement graduel des dimensions.

Le bord antérieur de la petite cavité sigmoïde est oblique de haut en bas et d'avant en arrière, de sorte que cette cavité est plus large en haut, où son bord supérieur mesure de dix-neuf à vingt millimètres, qu'en bas, où le bord inférieur n'en mesure que de neuf à onze. Chez les enfants, l'obliquité du bord antérieur est encore plus grande; l'angle qu'il fait avec le bord inférieur est tellement obtus que l'on pourrait ne pas distinguer ces deux bords l'un de l'autre et décrire la petite cavité sigmoïde comme un triangle, et non comme un trapèze.

Le bord antérieur donne insertion au ligament annulaire, mais par ses deux tiers inférieurs seulement. Le tiers supérieur est un peu plus oblique que les deux tiers inférieurs ; le cartilage d'incrustation s'y réfléchit, en sorte que la capsule s'insère à environ un millimètre plus en dedans. Entre ce segment supérieur et le ligament annulaire se trouve compris un espace triangulaire offrant une profondeur appréciable, que l'on pourrait appeler *anfractuosité présigmoïdienne*. — Chez les enfants, le ligament annulaire s'insère à presque toute la hauteur du bord antérieur. Le segment supérieur de ce bord n'offre chez l'enfant nouveau-né qu'environ un millimètre de long, en sorte que l'anfractuosité présigmoïdienne est à peu près nulle.

On doit en outre se souvenir que le bord antérieur de la petite cavité sigmoïde se continue avec le bord externe de l'apophyse coronoïde.

Le bord supérieur de la petite cavité sigmoïde du cubitus est mousse et doucement arrondi ; il fait partie de l'articulation cubito-humérale. Sa longueur chez l'adulte est de dix-neuf à vingt millimètres. Chez l'enfant nouveau-né, ce n'est que neuf à dix millimètres.

Le bord inférieur est tranchant et comme taillé à pic. Le cartilage s'y réfléchit, en sorte que la capsule ne s'insère qu'à environ deux millimètres plus en dedans. Il existe ainsi dans toute la longueur de ce bord une anfractuosité (*anfractuosité sous-sigmoïdienne*) limitée en avant d'une manière peu sensible par la branche antérieure de bifurcation très-effacée du bord externe du cubitus, limitée en arrière d'une manière très-manifeste par la crête sous-sigmoïdienne. La capsule articulaire, insérée au fond de cette anfractuosité, est séparée du corps du cubitus par le *ligament carré* de M. Denucé, par du tissu celluló-adipeux, et par une couche musculaire (Cruveilhier, *Anat. descript.*) qui forme une des origines du court supinateur.

Chez les enfants, l'anfractuosité sous-sigmoïdienne n'a pas beaucoup plus d'un millimètre de profondeur. Aussi n'a-t-elle pas l'importance que l'on est porté à lui attribuer, lorsqu'on n'a examiné que des os d'adulte.

Je distingue dans la tête du radius la cupule, la marge et le bord.

La *cupule*, dont la profondeur est d'environ deux millimètres, n'occupe pas le centre de la tête du radius, elle n'en forme que les trois quarts postérieurs et externes. Au contraire, la *marge*, qui l'entoure, est beaucoup plus large en dedans qu'en dehors. Cette portion large figure un croissant dont les branches, en s'épanouissant, viennent se perdre dans la portion étroite. Elle offre une dépression qui, dans la supination et dans la demi-pronation, entre en contact avec le bord externe de la trochlée humérale. La marge, en se réfléchissant, se continue avec le *bord*, qui n'est plus situé dans le même plan, et qui regarde dans le même sens que la surface du corps du radius. Le bord est beaucoup plus haut et plus large en dedans, où il mesure jusqu'à dix à douze millimètres, beaucoup plus étroit dans les autres sens, où sa hauteur ne dépasse pas cinq millimètres. La portion large du bord, formant un triangle à sommet inférieur, est inclinée obliquement de haut en bas, et de dehors en dedans, de sorte que sa limite inférieure est plus saillante que sa limite supérieure, et qu'elle fait avec la marge un angle obtus. La portion étroite, au contraire, fait avec la marge un angle droit ou même un angle aigu.

Ces différences entre les diverses parties de la tête du radius ne sont pas également prononcées chez tous les sujets. On en voit où la forme se rapproche davantage de celle que je décrirai tout à l'heure comme appartenant aux enfants. Il serait curieux de rechercher l'influence que la profession peut avoir sur la production de ces variétés.

Le *col* du radius, incliné dans le même sens que la portion large du bord, a moins d'étendue au-dessous de cette portion que dans les autres points. Il est aussi plus distinctement séparé de la portion étroite qui le dépasse en formant un relief beaucoup plus marqué. Le point le plus saillant de la portion étroite est exactement opposé à la partie la plus haute de la portion large.

Chez les enfants, la cupule, aussi profonde que chez les adultes, est beaucoup plus centrale. La portion large de la marge (ainsi que la portion large du bord qui lui correspond) occupe les trois quarts de la circonférence, et la portion étroite n'en occupe que le quart. La portion large de la marge, taillée en biseau, figure un pan coupé dont la plus grande largeur est de deux millimètres chez l'enfant nouveau-né. Une arête plus tranchante la sépare de la cupule, et une autre arête, plus mousse et plus obtuse, la sépare du bord. La portion étroite de la marge forme une arête tranchante qui s'avance en dehors et en arrière et constitue la partie la plus saillante de la tête radiale. — Chez un enfant nouveau-né, le diamètre de la tête radiale est de un centimètre environ ; la plus grande largeur du bord est de quatre à cinq millimètres.—Chez le même enfant, le condyle n'est séparé de la trochlée que par un sillon d'environ deux millimètres de profondeur, et la tête du radius se trouve en rapport avec les parties suivantes de l'humérus : 1° le condyle, qui est reçu dans la cupule ; 2° le sillon dont je viens de parler, et au fond duquel vient appuyer l'arête qui sépare la cupule de la marge ; 3° la trochlée, dont le bord externe forme la face interne de ce sillon, et qui se trouve en contact avec la marge. Il suffit de faire glisser la tête radiale de dehors en dedans, dans une étendue de deux millimètres, pour que le bord de la cupule franchisse le bord de la trochlée, et vienne s'accrocher en dedans de l'arête qui limite ce bord. C'est sur ce fait que repose la théorie de la *subluxation latérale interne*, que je développerai plus loin.

Le ligament annulaire est constitué par l'entre-croisement de plusieurs faisceaux fibreux. Il est mal limité en haut et en bas, où il se confond insensiblement avec la capsule articulaire ou avec les ligaments qui la fortifient. Sa partie moyenne correspond à l'union de tous les faisceaux qui le composent. Il en résulte un anneau très-ferme et très-résistant auquel on peut assigner de six à sept millimètres de haut chez l'adulte, et de trois à quatre chez l'enfant. Les fibres qui composent le ligament annulaire viennent, les unes du ligament antérieur de l'articulation du coude, les autres du ligament postérieur; d'autres appartiennent au ligament latéral externe.

Enfin il y en a qui émanent directement du périoste des bords antérieur et postérieur de la petite cavité sigmoïde Toutes ces fibres s'entre-croisent les unes avec les autres, le plus grand nombre vient s'insérer aux bords de la petite cavité sigmoïde, le reste se perd dans la capsule articulaire. L'insertion antérieure est beaucoup plus oblique que l'insertion postérieure. On sait aussi que le ligament est plus évasé supérieurement qu'inférieurement. En arrière, ce ligament donne insertion à une partie du court supinateur. En avant et en dehors, il est fortifié par le ligament cubito-radial antérieur et supérieur de M. Béraud (*Manuel d'anat. chirurg.*, p. 536), qui se rend obliquement de la face antérieure de l'apophyse coronoïde à la partie la plus inférieure du col du radius. Le ligament annulaire est soutenu par le ligament latéral externe qui s'oppose à son déplacement, de haut en bas. Chez les enfants, le faisceau postérieur du ligament latéral externe est beaucoup plus fort et plus épais que son faisceau antérieur.

La capsule articulaire doit être considérée au-dessus et au-dessous du ligament annulaire. Au-dessus du ligament annulaire, elle se confond avec la capsule de l'articulation huméro-brachiale. Au-dessous du ligament annulaire, elle est spéciale au radius. Bichat (*Anat. descript.*) n'y voit d'ailleurs avec raison qu'un repli de la synoviale de l'articulation huméro-brachiale. En effet, du fond de l'anfractuosité sous-sigmoïdienne, et du bord inférieur du ligament annulaire, elle s'étend jusqu'à la limite inférieure du col du radius, et alors se réfléchit de bas en haut pour s'insérer un peu au-dessous du bord. Elle forme ainsi un cul-de-sac séparé du col du radius par un tissu cellulaire très-lâche. La limite inférieure du cul-de-sac est à six millimètres au-dessous de la portion large du bord. Cette disposition de la capsule synoviale favorise les mouvements de rotation de la tête du radius et lui permet, dans l'élongation, de descendre au-dessous du ligament annulaire, comme Bonnet, de Lyon, l'a vu dans ses expériences (*Traité des Mal. des articul.*, t. II, p. 601).

M. Denucé a décrit, sous le nom de *ligament carré radio-cubital*, une lame fibreuse qui, du bord inférieur de la petite cavité sigmoïde, va se rendre au col du radius. Cette lame double et fortifie en dedans la capsule articulaire. Elle se réfléchit comme elle et s'insère aux mêmes points. Sa longueur est de douze à quatorze millimètres, ce qui permet à la tête radicale de se placer soit en avant, soit en arrière, soit-au dessus, soit au-dessous de la petite cavité sigmoïde, si d'autres obstacles ne s'y opposent pas. Le ligament carré est bien développé chez les enfants. Sa disposition est favorable aux mouvements de la tête radiale, mais en même temps il leur impose une limite et peut contribuer à les modifier.

Les enfants ne présentent, sous le rapport de ces ligaments, que des différences de grandeur, d'épaisseur, de résistance. Ils sont moins serrés chez eux que chez l'adulte. Dans les différentes positions du radius, il suffit d'une traction médiocrement énergique pour faire glisser la tête radiale au-dessous du ligamment annulaire. La cavité articulaire offre en arrière du bord postérieur de la petite cavité sigmoïde une masse cellulo-adipense, véritable glande synoviale de Havers qui, dans un glissement de la tête du radius en arrière, contribue à éloigner celle-ci du condyle.

Nous allons maintenant examiner comment varie la

position relative de ces différentes parties dans les mouvements du radius.

Dans la supination, la portion large du bord de la tête radiale regarde en dedans et en avant ; ses deux tiers postérieurs seulement sont en contact avec la petite cavité sigmoïde du cubitus ; son tiers antérieur la dépasse. Dans la demi-pronation, cette portion large regarde en dedans et un peu en arrière ; ses deux tiers antérieurs seulement sont en contact avec la petite cavité sigmoïde, un tiers postérieur la dépasse ; en même temps, la portion étroite du bord de la tête radiale entre en contact avec la petite cavité sigmoïde. Dans la position intermédiaire entre la demi-pronation et la pronation, la portion large du bord regarde en arrière ; elle cesse d'être en contact avec la petite cavité sigmoïde, et la portion étroite du bord appuie seule contre cette cavité. Dans la pronation complète, la portion large du bord regarde en dehors et en arrière ; le point le plus saillant de la portion étroite se trouve en dehors et en avant, mais la rotation n'est jamais assez complète pour que ce point saillant vienne appuyer sur la petite cavité sigmoïde.

Les surfaces correspondantes du radius et du cubitus, n'étant pas parfaitement régulières, ne sont jamais exactement appliquées l'une à l'autre ; le contact n'a lieu que par des points ou des parties peu étendues. En outre, le mouvement de rotation peut être à chaque instant modifié par des glissements qui font brusquement franchir à la tête radiale un plus grand espace.

Plusieurs conséquences peuvent être tirées de ces considérations :

1° Si on applique le doigt au-dessous de l'épicondyle, en arrière et en dehors du condyle, pour apprécier la saillie de la tête radiale, on trouve qu'en passant de la supination à la demi-pronation, cette saillie est très-faible, tandis qu'à mesure que la pronation devient plus complète, le doigt est soulevé par un relief qui l'éloigne graduellement du condyle. On pourrait conclure de là que la pronation déplace la tête radiale en la portant en arrière et en dehors ; mais ce serait une erreur. La différence de saillie tient uniquement à ce que, dans le premier cas, le doigt, appuyé sur la portion étroite du bord, n'est séparé du condyle que par la portion étroite de la marge, tandis que, dans le second cas, le doigt, appuyé sur la portion large du bord, est séparé du condyle par toute la portion large de la marge.

Si, au contraire, on applique le doigt au bord de la tête radiale seulement, sans chercher à l'introduire entre ce bord et le condyle, on trouve que, dans le commencement de l'évolution, le doigt est soulevé par un relief dû à la saillie de la portion étroite du bord et à l'inclinaison du col du radius.

2° Nous pouvons nous demander s'il existe une luxation sous-sigmoïdienne. Pour que cette luxation ait lieu, il faut réunir deux conditions. La première, c'est qu'il y ait une élongation suffisante pour amener la tête radiale au-dessous de la petite cavité sigmoïde. La seconde, c'est que le bord de la tête radiale s'engage dans l'anfractuosité sous-sigmoïdienne. Cette dernière condition ne peut être remplie que si le bord de la tête radiale est en contact avec le cubitus par sa portion étroite. Dans les cas où ce contact n'a lieu que par l'intermédiaire de la portion large, la luxation sous-sigmoïdienne est impossible. Car, 1° cette portion large du bord forme avec la marge un angle obtus ; 2° sa hauteur est proportionnellement considérable (ces deux motifs s'opposent à ce qu'elle s'insinue dans l'anfractuosité sous-sigmoïdienne) ; 3° elle est éloignée de l'anfractuosité par la saillie de son angle inférieur, qui prend appui sur les tissus voisins.

Chez les enfants, en supposant qu'il puisse y avoir une élongation suffisante, la portion étroite du bord n'est jamais en contact avec la petite cavité sigmoïde. La luxation sous-sigmoïdienne ne peut donc pas se produire chez eux.

Chez les adultes, la portion étroite du bord entre en contact avec la petite cavité sigmoïde, mais, pour l'amener dans l'anfractuosité, il faudrait une élongation de onze à douze millimètres. Cette luxation ne peut donc pas se produire chez les adultes.

Donc la luxation sous-sigmoïdienne n'existe pas.

3° Dans la pronation complète, la portion large du bord de la tête radiale est en contact avec le tiers postérieur du ligament annulaire, et sa forme favorise le glissement de la tête du radius au-dessous du ligament. — En effet, quand le ligament annulaire est appliqué à la portion étroite du bord, il dépasse ce bord inférieurement, il le soutient et l'empêche de glisser.

Mais il n'en est plus de même quand il est appliqué à la portion large. Celle-ci forme un plan incliné qui glisse facilement sous le ligament annulaire. Nous trouvons ici l'explication de ce que Bonnet, de Lyon, a constaté dans ses expériences cadavériques, en étudiant les résultats de la pronation forcée : « Je vis la tête du radius se dégager *au-dessous et au-devant* du ligament annulaire, et se porter en avant. Ce résultat fut constant chez les adultes ; chez les jeunes sujets, il fut plus difficile à produire, les os se tordant en quelque sorte sans se briser, et, pour opérer la luxation, il fallut tirer fortement sur le radius en même temps qu'on le portait dans la pronation forcée. » (*Mal. des articul.*, t. II, p. 601, 1845.) Et plus loin : « Le premier effet de la pronation forcée est une sorte de diastase de l'articulation huméro-cubitale. »

D'autres causes contrarient cet effet de la pronation. Car, à mesure que le radius tourne, la capsule articulaire, le ligament carré, ainsi que le ligament de Weitbrecht, s'enroulent autour du col du radius. Leur longueur est ainsi diminuée, et la tête radiale se trouve attirée en haut et en avant. Aussi M. Rendu a-t-il affirmé avec raison que « la pronation ne fait que rendre plus intime le contact entre la tête radiale et la cavité qui la reçoit. » (*Gaz. méd.*, 1841, p. 301.)

En résumé, dans les positions où la forme de la tête radiale favorise le glissement, la tension des ligaments peut contribuer à le prévenir, et, au contraire, dans les positions où ces ligaments ne sont pas tendus, la tête radiale est soutenue par le ligament annulaire.

Toujours est-il que la position dans laquelle l'extrémité supérieure du radius peut être écartée de l'humérus avec le plus de facilité est la demi-pronation. Chez les enfants, il est facile de faire passer la tête radiale au-dessous du ligament annulaire. Il est plus difficile de l'y maintenir. On pourrait concevoir qu'il se produisît chez eux une luxation de la tête du radius au-dessous du ligament annulaire, mais on ne voit pas aussi bien comment cette luxation pourrait être permanente.

Région moyenne de l'avant-bras. — La tubérosité bicipitale d'un diamètre transversal un peu plus étendu que celui de la portiou large du bord de la tête radiale, regarde un peu plus en avant ; quand cette portion large est tournée en dedans, la tubérosité bicipitale est tournée en dedans et en avant. Si l'on traçait une ligne qui séparerait le tiers interne de cette portion large de ses deux tiers externes, et qu'on la prolongeât, le bord interne de la tubérosité bicipitale serait situé sur cette ligne. Le bord interne et le bord externe et antérieur du radius, convergeant l'un vers l'autre, viennent se confondre avec les deux bords de la tubérosité bicipitale.

Les deux bords de la tubérosité diffèrent l'un de l'autre d'une manière remarquable. Le bord interne est plus rugueux, plus mousse, et moins saillant ; l'externe est plus lisse, il présente un relief marqué, et l'on doit surtout noter la forme de son extrémité inférieure qui offre un petit crochet arrondi renversé en dehors. Cette dernière particularité manque chez certains sujets, mais elle est assez fréquente pour ne pas devoir être omise dans une description générale.

La tubérosité bicipitale commence le plus souvent à environ deux centimètres au-dessous de la limite supérieure du radius ; sa longueur est d'un peu plus de deux centimètres, son extrémité inférieure se trouve donc à un peu plus de quatre centimètres au-dessous de la cupule. Ces mesures ne sont pas d'une précision absolue, mais elles donnent les limites entre lesquelles varient la position et l'étendue de la tubérosité bicipitale.

Chez les enfants, la forme de la tubérosité bicipitale est moins bien déterminée que chez l'adulte ; elle a moins de saillie ; le crochet inférieur est peu marqué.

Chez un enfant nouveau-né, sa longueur est d'environ un centimètre. D'un autre côté, l'ensemble de la masse formée par la tubérosité et le tendon du biceps est proportionnellement plus considérable que chez l'adulte.

Le glisssement de la tubérosité bicipitale, dans le mouvement de rotation du radius, est favorisé par une disposition que M. Bourguet d'Aix a parfaitement décrite et dont je lui emprunte le détail : « Une membrane non « décrite jusqu'ici, lâche, extensible, formée par du tissu « cellulaire condensé, part de l'intervalle situé entre « le tendon du biceps et celui du brachial antérieur, « passe en arrière de l'espace interosseux, tapisse une « grande partie de la face du court supinateur, enve« loppe la tubérosité bicipitale de toutes parts, lui for« mant comme une espèce de revêtement qui, chez quel« ques sujets, prend la forme et la consistance d'une « véritable capsule, se continue supérieurement avec le « ligament annulaire, inférieurement avec le ligament « interosseux, secrète de la synovie du côté de la tubé« rosité bicipitale, et favorise ainsi le glissement et le « passage alternatif de cette tubérosité en avant ou en « arrière de l'avant-bras. » Cette même membrane pourrait, en se repliant, créer un obstacle à l'accomplissement de ce mouvement (*Rev. méd. chir.*, t. XV, p. 341. 1853).

Le bord externe du cubitus a sa partie la plus saillante vers le milieu de la longueur totale de cet os, ce qui fait à peu près le tiers de la diaphyse. A partir de ce point, le bord externe s'abaisse graduellement, et, à environ cinq centimètres au-dessous du bord inférieur de la petite cavité sigmoïde, il se divise en une branche antérieure et une branche postérieure. La partie du bord externe qui précède cette bifurcation forme une arête tranchante. La branche antérieure est très-peu saillante. La branche postérieure s'abaisse d'abord peu à peu pour se relever ensuite brusquement et se confondre avec la crête sous-sigmoïdienne. Il existe ainsi une sorte d'échancrure sigmoïde dans laquelle tourne la tubérosité bicipitale.

L'extrémité inférieure de la tubérosité se trouve plus ou moins éloignée de l'extrémité supérieure du bord externe. Quand elle est prolongée et munie d'un crochet, elle peut n'en être pas à plus de quatre à cinq millimètres, et, si l'on tient compte des tissus fibreux qui comblent l'intervalle, on voit que le crochet pourra s'arrêter et frotter contre cette partie du cubitus, particularité importante puisqu'elle sert de base à la théorie de Gardner.

Si l'on cherche à quel moment de l'évolution du radius ce frottement peut avoir lieu, on voit que, dans le mouvement de pronation, le bord externe ou antérieur de la tubérosité passe au niveau du bord externe du cubitus un peu avant le moment où le radius atteint la position intermédiaire entre la pronation et la demi-pronation, et que, dans le mouvement de retour, c'est un peu après ce moment.

Je me contenterai de rappeler que les fibres du ligament interosseux sont dirigées de haut en bas, du radius vers le cubitus, en sens inverse de celles du ligament de Weitbrecht, qui va du cubitus au radius.

L'espace interosseux proprement dit, c'est-à-dire la distance qui sépare le bord interne du radius du bord externe du cubitus, est à peu près invariable pendant les mouvements de pronation et de supination. Dans la pronation exagérée, le bord antérieur du radius peut appuyer sur la branche antérieure de bifurcation du bord externe du cubitus. Le corps du radius entre alors en contact avec celui du cubitus, mais il n'est pas pour cela permis de dire que l'espace interosseux soit comblé.

Articulation radio-cubitale inférieure. — Je prends pour point de départ cette phrase de M. Malgaigne : « Le mouvement de pronation daus cette articulation est « effectué par le radius creusé par une cavité d'environ « un quart de cercle sur l'extrémité du cubitus offrant « une surface arrondie de la valeur d'un demi-cercle » (*Anat. chir.*, t. II, 1re éd., p. 479 ; et 2e éd., p. 667). Une proposition qui fait si bien saisir la forme générale et le rapport de grandeur des deux surfaces articulaires ne doit pas être perdue de vue. Cependant une analyse plus approfondie permet de la développer et de mettre en lumière les vérités qu'elle renferme. Cette analyse nous montre qu'il n'y a pas là deux portions de cercles concentriques exactement appliquées l'une à l'autre et glissant l'une sur l'autre avec régularité, mais que la forme des surfaces articulaires, sans s'écarter beaucoup du type donné par M. Malgaigne, offre une certaine complication.

Pour décrire l'extrémité inférieure du cubitus, je suppose que le bord externe ou interosseux regarde en dehors. Dans cette position [1], le bord antérieur regarde en avant ; la face antérieure et la grande cavité sigmoïde regardent un peu en dehors ; le sommet de l'olécrâne et celui de l'apophyse coronoïde sont tournés un peu en dehors. — L'extrémité inférieure du cubitus ainsi placé nous montre de dedans en dehors à sa face postérieure : 1° l'apophyse styloïde ; 2° la gouttière où est logé le

[1] Cette position, la seule qui répond aux dénominations généralement usitées, est tout artificielle. Elle ne se réalise presque jamais.

tendon du cubital postérieur ; 3° une éminence, point culminant de la face postérieure, qui divise cette face en deux parties à peu près égales, dont la plus externe est formée par la petite tête du cubitus ; 4° la petite tête du cubitus. La face antérieure nous montre à son tour de dedans en dehors : 1° l'apophyse styloïde ; 2° une gouttière moins large et moins profonde que la précédente ; 3° une éminence, point culminant de la face antérieure, moins saillante et moins haute que la précédente, divisant cette face en deux parties à peu près égales, dont la plus externe est formée par la petite tête du cubitus ; 4° la petite tête du cubitus. La face antérieure offre moins d'étendue que la face postérieure. Elle est aussi moins convexe.

La petite tête du cubitus offre à considérer une face inférieure ou carpienne et une face latérale ou radiale qui se continuent l'une avec l'autre par une simple réflexion. — La face inférieure est limitée en dedans par une ligne concave qui enferme la surface rugueuse où s'insère le fibro-cartilage triangulaire. Sur le reste de son étendue, elle est limitée par un bord convexe formé de deux lignes courbes dont la postérieure embrasse les deux tiers de la face, et l'antérieure l'autre tiers. La courbe postérieure, beaucoup plus convexe, représente assez régulièrement le quart d'une circonférence. La courbe antérieure est presque droite. — Si, de l'apophyse styloïde comme centre, on mène des rayons vers différents points de ces courbes, on voit que les plus courts sont ceux qui aboutissent aux éminences antérieure et postérieure, et, le plus long, celui qui vient rencontrer le point de jonction des deux courbes. Ce point est en même temps celui où la petite tête du cubitus fait le plus de saillie en dehors. — Quand cette face est couverte de son cartilage, elle est tout à fait plane, et n'offre pas les inégalités, d'ailleurs peu prononcées, que l'on peut voir sur les os des squelettes préparés.

La forme de la face carpienne de la petite tête du cubitus donne celle de la face radiale, qui est en quelque sorte moulée sur elle. Il suit de là que cette face radiale est beaucoup plus convexe dans ses deux tiers postérieurs que dans son tiers antérieur, et que sa plus grande saillie en dehors correspond à la ligne de jonction de ces deux parties. La portion articulaire de la face radiale, limitée en bas par le bord de la face inférieure, est limitée supérieurement par un bord convexe dont le point le plus élevé est situé un peu en arrière de cette ligne de jonction. En suivant ce bord à partir de l'éminence antérieure avec laquelle il se confond, on le voit monter graduellement, puis s'abaisser peu à peu, pour atteindre le bord de la face inférieure au point où celui-ci se confond avec l'éminence postérieure. Il reste ainsi, entre cette éminence et la surface cartilagineuse, une petite surface triangulaire rugueuse, à sommet inférieur.

L'inclinaison de la face radiale varie suivant les individus. Cette inclinaison, regardée de haut en bas, est dirigée tantôt de dehors en dedans, tantôt de dedans en dehors, tantôt directement en bas. Il faut aussi remarquer que la plus grande hauteur de la face radiale est presque égale à celle de la petite cavité sigmoïde du cubitus.

Chez les enfants, la petite tête du cubitus, moins détachée du corps de l'os, n'a pas un volume proportionnel à celui qu'elle offre chez l'adulte. A la face postérieure, elle occupe seulement le tiers de l'espace; l'apophyse styloïde et la gouttière du cubital postérieur occupent les deux autres tiers. L'espace triangulaire non revêtu de cartilage, situé en dehors de l'éminence postérieure, est plus étendu. La facette radiale est plus basse. La facette carpienne a moins d'étendue que la surface destinée à l'insertion du ligament triangulaire. Chez un enfant nouveau-né, la petite tête du cubitus se présente comme une masse ovoïde où il est difficile de faire les mêmes divisions que chez l'adulte. La forme, d'abord incertaine, revêt avec l'âge des aspects qui varient comme les individus, mais que l'on peut ramener toujours au type dont nous avons donné la description.

La cavité sigmoïde du radius est beaucoup moins haute que la facette correspondante du cubitus. Sa hauteur ne va pas au-delà de six à sept millimètres ; et, comme sa partie inférieure, qui est en rapport avec le fibro-cartilage triangulaire, dépasse toujours le cubitus de un à deux millimètres, on voit que cette cavité n'est jamais en contact avec le cubitus que par une petite étendue. — La cavité sigmoïde du radius est concave transversalement. Son obliquité varie comme celle de la petite tête du cubitus. Sa courbure n'est pas régulière. Son tiers postérieur est décrit avec un rayon plus court que ses deux tiers antérieurs. Géométriquement, elle ne forme pas un quart de cercle régulier ; aussi ne peut-elle pas être exactement appliquée au quart de cercle presque régulier formé par les trois quarts postérieurs de la petite tête du cubitus. A l'union de son tiers postérieur avec ses deux tiers antérieurs, elle offre un angle rentrant contre lequel peut s'appliquer, dans une certaine position, le point le plus saillant de cette petite tête.

Les deux bords qui limitent la cavité sigmoïde du radius en avant et en arrière sont la terminaison des deux branches de bifurcation inférieures du bord interne du radius.

Le postérieur est à la fois plus saillant et plus haut que l'antérieur. Tous les deux sont terminés par un tubercule au-dessous duquel est un petit enfoncement où se fait une insertion du fibro-cartilage triangulaire. Audessus de la cavité se trouv: un espace triangulaire limité par les deux branches de bifurcation inférieures du bord interne du radius.

Chez les enfants, l'exiguïté des dimensions ne permet pas de décrire d'une manière aussi détaillée l'extrémité inférieure du radius. La cavité sigmoïde est presque plane, tandis que la surface correspondante du cubitus est très-convexe.

Les moyens d'union de l'articulation radio-cubitale inférieure consistent uniquement dans le ligament ou fibro-cartilage triangulaire et dans la capsule articulaire. Je ne puis considérer comme des liens spéciaux quelques fibres appliquées aux faces antérieure et postérieure de la capsule.

Le *ligament* ou *fibro-cartilage triangulaire* s'insère sur le cubitus, non-seulement à l'espace compris entre la petite tête du cubitus et l'apophyse styloïde, mais à l'apophyse styloïde elle-même dans presque toute sa hauteur. Sa plus grande épaisseur est mesurée par les deux tiers au moins de la hauteur de cette apophyse. En allant vers le radius, il s'amincit peu à peu, de sorte qu'il est concave inférieurement, tandis que sa face supérieure est tout à fait plane. Il s'insère au radius sur toute la partie inférieure de la cavité sigmoïde, et principalement dans les deux petits enfoncements que j'ai signalés. Lorsque le fibro-cartilage est divisé par une fente, ces deux dernières insertions existent seules. Il est solidement uni aux ligaments du carpe, et principalement au ligament cubito-carpien antérieur. Il se continue en avant et en arrière avec la capsule articulaire, dont la laxité lui permet de glisser facilement sur la facette carpienne du cubitus, et de s'en éloigner d'une certaine distance.

Par sa face inférieure, le fibro-cartilage triangulaire est en rapport avec le tiers interne du semi-lunaire et le quart externe du pyramidal ; il ne peut que très-peu s'éloigner de ces os qu'il coiffe en quelque sorte. Dans les mouvements de pronation et de supination, leur situation réciproque ne change pas. Dans les mouvements d'extension et de flexion du carpe, le semi-lunaire et le pyramidal glissent sous le ligament triangulaire, mais sans le quitter ; il ne cesse pas d'être en contact avec eux par une partie de sa surface.

La face supérieure plane comme la facette correspondante du cubitus, y glisse toujours sans obstacle, sans rencontrer aucune inégalité où ses bords puissent s'accrocher. — Le bord antérieur du fibro-cartilage est plus long que le postérieur. Il permet au bord antérieur de la cavité sigmoïde du radius de franchir avec facilité le point le plus saillant de la petite tête du cubitus. Au contraire, le bord postérieur du fibro-cartilage ne laisse que difficilement franchir ce point au bord postérieur de la cavité sigmoïde.

Le tissu du ligament triangulaire est fibro-cartilagineux dans la plus grande partie ; fibreux et ligamenteux près des attaches. La partie fibro-cartilagineuse est inextensible et à peine flexible. La partie ligamenteuse est très-flexible et un peu extensible ; si elle est distendue au-delà d'un certain degré, il survient un relâchement du ligament qui devient incapable de remplir son rôle et de maintenir le radius appliqué au cubitus.

Chez l'enfant nouveau-né, la portion ligamenteuse est beaucoup plus étendue que la portion fibro-cartilagineuse réduite à l'étroit espace qui correspond à la facette carpienne du cubitus. A mesure que l'enfant grandit, cette proportion change.

Pour la capsule articulaire, je me bornerai à insister avec Bichat sur sa très-grande laxité *en arrière et en devant*, et sur le cul-de-sac très-lâche qu'elle forme en haut; cette disposition favorise la pronation et permet l'élongation.

Il y a sous ce rapport une opposition entre l'extrémité supérieure du radius et l'extrémité inférieure du cubitus, et entre les deux capsules articulaires, dont les culs-de-sac sont dirigés en sens inverse. Chez les enfants, le cul-de-sac de la capsule articulaire inférieure est plus adhérent au radius qu'au cubitus.

Voyons maintenant quelles sont les positions successives des extrémités inférieures du radius et du cubitus dans les mouvements de pronation et de supination.

On doit tenir compte à la fois de la rotation du radius et de celle du cubitus. La rotation du radius est un effet du mouvement propre de cet os. Celle du cubitus est le résultat d'un mouvement de l'humérus qui, en se tournant soit en dedans, soit en dehors, entraîne dans un sens ou dans l'autre la totalité du membre thoracique.

Supposons d'abord le cubitus immobile et étendu, —

Dans la supination, la cavité sigmoïde du radius répond à la moitié postérieure de la petite tête du cubitus, mais ne lui est pas complétement appliquée. Ainsi, en supposant que ses trois quarts postérieurs appuient sur le cubitus, le quart antérieur s'en écarte un peu. Si, au contraire, par un léger mouvement de bascule, le quart antérieur prenait un point d'appui, les trois quarts postérieurs resteraient à distance. Il faut rappeler, en outre, que la cavité sigmoïde du radius n'est jamais en contact avec la petite tête du cubitus que par sa partie supérieure.

Dans la demi-pronation, la partie moyenne de la cavité sigmoïde du radius repose sur la partie moyenne de la petite tête du cubitus ; les deux extrémités s'en écartent.

A mesure que le radius tourne, le bord postérieur de la cavité sigmoïde s'approche du point le plus saillant de la petite tête du cubitus ; en même temps, le bord postérieur du fibro-cartilage triangulaire se tend de plus en plus. Il arrive un moment où le bord postérieur de la cavité sigmoïde se trouve appliqué un peu en arrière de ce point, et il faudrait un effort pour le lui faire franchir.

Généralement, cet effort n'a pas lieu, et la pronation proprement dite ou pronation radiale s'arrête d'elle-même à ce moment. La pronation est complétée par le mouvement harmonique de l'humérus, qui emporte l'os du coude et le fait tourner de dehors en dedans par une rotation qui accompagne celle du radius. Par suite de ce mouvement général du bras, l'olécrâne devient externe ; le bord antérieur du cubitus devient postérieur, le bord interosseux devient antérieur, l'apophyse styloïde devient tout à fait externe ; enfin la face postérieure de la petite tête du cubitus devient antérieure et fait une saillie remarquable à la face dorsale du poignet[1]. — Le tendon du cubital postérieur est rejeté sur l'apophyse styloïde, ceux de l'extenseur propre de l'auriculaire et de l'extenseur propre de l'index sont rejetés sur le radius. — La saillie de la petite tête du cubitus peut être augmentée par un effort particulier qui relève d'une quantité assez faible, mais encore sensible, l'extrémité inférieure du cubitus en imprimant à cet os un commencement de flexion. — Dans cette situation, le bord antérieur de la cavité sigmoïde s'éloigne du cubitus de plusieurs millimètres. Cet éloignement mesure la longueur dont le fibro-cartilage triangulaire dépasse en ce point la surface articulaire inférieure du cubitus.

Grâce à la rotation du cubitus, la pronation complète est obtenue sans tordre l'articulation radio-cubitale inférieure.

Si la rotation du radius est poussée plus loin, la portion fibreuse du ligament triangulaire est distendue et le bord postérieur de la cavité sigmoïde du radius franchit la partie saillante de la petite tête du cubitus. Aussitôt la tension cesse, et le bord postérieur de la cavité sigmoïde ne peut plus surmonter l'obstacle et exécuter son mouvement de retour sans une nouvelle distension du ligament. Si la distension est très-faible, il ne reste aucune trace de cette violence ; mais, si la distension est plus forte, s'il y a un peu d'écartement entre les éléments du tissu fibreux, le ligament triangulaire ne tient plus le radius appliqué au cubitus. Alors, le

[1] Dans un cas de luxation incomplète du coude en dehors, je pouvais croire, au premier coup d'œil, que l'avant-bras était en pronation; la non-saillie de la petite tête du cubitus me démontra que le radius était réellement en demi-pronation.

radius, entraîné par son poids, tombe au-delà du cubitus à chaque mouvement de pronation, et il en résulte une tendance continuelle à la subluxation en arrière de la petite tête du cubitus.

Reportons maintenant le radius dans la supination. Ce mouvement resterait incomplet si le cubitus ne tournait pas en même temps. Par suite de cette rotation, l'olécrâne devient tout à fait postérieur, le bord antérieur devient interne, le bord interosseux devient antérieur et palmaire ; l'apophyse styloïde est tout à fait en arrière ; la petite tête du cubitus est en avant, n'inclinant pas plus en dedans qu'en dehors. Il faudrait exagérer la rotation de l'humérus en dehors pour que l'apophyse styloïde devînt interne.

Au plus haut degré de supination, la petite tête du cubitus n'apparaît plus à la face dorsale du poignet, mais on la retrouve tout entière à la face palmaire. La cavité sigmoïde du radius n'est plus en rapport avec elle que par ses deux tiers antérieurs. Son tiers postérieur la dépasse et plonge dans la gouttière réservée au tendon du cubital postérieur. Ce tendon est rejeté sur le radius ; il recouvre l'extenseur propre de l'index et l'extenseur propre de l'auriculaire, et forme à la face dorsale du poignet un relief très-remarquable.

J'ai supposé jusqu'ici que l'avant-bras était étendu. M. Malgaigne a dit avec raison : « Placez l'avant-bras « dans une situation moyenne entre la pronation et la « supination, et arrêtez là la rotation du radius, il est « évident qu'en fléchissant le cubitus sur le bras, vous « obtiendrez la supination, et en l'étendant, la prona- « tion aussi complète que possible » (*Anat. chir.*). Cela s'explique par la forme de l'articulation huméro-cubitale et par l'inclinaison des surfaces convexes et concaves qui s'emboîtent réciproquement [1]. Il faut encore se rappeler que, dans la flexion, l'humérus tend à tourner en dehors, tandis que, dans l'extension, il tourne en dedans.

La révolution du radius autour du cubitus se fait le plus souvent par une rotation régulière ; mais on ne doit pas négliger les glissements et les petits mouvements de bascule qui peuvent se produire à tout moment dans chacune de ses positions.

Nous avons dit que la cavité sigmoïde du radius n'est en rapport avec la petite tête du cubitus que par une partie de sa hauteur. Il suit de là qu'une élongation peu considérable est suffisante pour que la petite tête du cubitus se trouve placée au-dessus de la facette radiale. Le ligament triangulaire oppose un obstacle absolu au mouvement contraire,

Au premier abord, on a de la peine à s'expliquer pourquoi la surface articulaire du cubitus est beaucoup plus haute que celle du radius. On le comprendait si le radius pouvait glisser de bas en haut ; mais c'est là précisément ce qui n'a pas lieu. Pour expliquer le poli de cette surface, il faut se rappeler que dans certaines positions, divers tendons entrent en contact avec elle.

Influence des mouvements de la main sur la position relative du radius et du cubitus. — Les mouvements de la main sont : 1° la flexion proprement dite, ou inclinaison vers la face palmaire de l'avant-bras : 2° l'extension, qui, lorsqu'elle est poussée au-delà d'un certain degré, devient une flexion ou renversement de la main en arrière ; 3° l'abduction, ou inclinaison vers le bord

[1] V. Richet, *Anat. Chir.*, 2e éd., p. 897.

radial de l'avant-bras; 4° l'adduction, ou inclinaison vers le bord cubital. La circumduction de la main n'est que la succession de ces quatre mouvements dans un sens déterminé : ces mouvements peuvent s'exécuter soit dans la pronation, soit dans la supination, soit dans les états intermédiaires à ces deux positions.

La flexion de la main fait saillir à la face dorsale du poignet la première rangée des os du carpe, et repousse le radius en arrière. Dans la supination, l'apophyse styloïde du cubitus devient alors un peu moins saillante à la face dorsale du poignet. Dans la pronation, la saillie de la petite tête du cubitus en arrière, qui est très-manifeste quand la main reste en droite ligne avec l'avant-bras, diminue considérablement dès qu'on fléchit la main. Tout à l'heure on la voyait; maintenant l'œil ne la retrouve plus, il faut la toucher pour la reconnaître [1]. A deux centimètres environ au-dessous du point où elle apparaissait, on voit une petite bosse formée par le pyramidal.

Il est facile de se rendre compte de ces phénomènes. « La flexion des os du carpe en ce sens, dit M. Malgaigne, est à peu près nulle. » Il suit de là que, le cubitus restant à peu près immobile, le radius est soulevé par le carpe. Dans la pronation, sa cavité sigmoïde, qui, la main étendue, appuyait par son tiers postérieur sur la petite tête du cubitus, appuie sur cette petite tête, lorsque la main se fléchit, par son tiers antérieur. La quantité dont le radius dépasse alors la petite tête du cubitus peut être égale au quart de la longueur de la

[1] Il y a quelques variétés suivant les individus. Ainsi, quand la petite tête du cubitus est très-grosse, il persiste encore une saillie notable.

cavité sigmoïde. — On ne doit pas négliger la pression exercée sur la petite tête du cubitus par le tendon du cubital postérieur.

Généralement, la flexion de la main a encore pour effet de diminuer très-peu la pronation en relevant d'une faible quantité le bord libre du radius. — Nous verrons plus loin que si, dans la pronation, on ajoute à la flexion l'adduction, la saillie de la petite tête du cubitus reparaît en partie. L'effet de l'abduction est opposé.

Le renversement de la main en arrière n'amène aucun changement dans les rapports du radius et du cubitus. Cela s'explique aisément si l'on se rappelle que tout le mouvement se passe dans l'articulation radio-carpienne. — Répétons aussi avec M. Malgaigne que « la flexion en arrière est beaucoup plus étendue du côté du pouce que vers le petit doigt. »

L'abduction n'amène pas de changement notable dans les rapports du radius et du cubitus.

L'adduction mérite d'être étudiée avec soin. Un de ses effets est de favoriser l'élongation. Car elle tend à faire basculer le radius de manière à porter la tête radiale en dehors ; mais le ligament annulaire s'oppose à cet écart, et la résultante produit un glissement parallèlement à l'axe de l'avant-bras. Un autre effet de l'adduction consiste dans la bascule dont je viens de parler. La force est appliquée à l'apophyse styloïde, le point d'appui est fourni par le contact de la cavité sigmoïde avec la petite tête du cubitus, et la tête radiale se trouve écartée du cubitus. Ces effets se produisent dans les différentes positions du radius. Dans la demi-pronation, il est dans un équilibre instable, et l'adduction tend à le ramener, soit vers la supination, soit vers la pronation, où il se trouve dans un équilibre stable. Dans la pronation forcée, lorsque la cavité sigmoïde du radius perd son point d'appui sur la petite tête du cubitus, l'adduction favorise la bascule du corps du radius sur celui du cubitus.

Enfin nous avons dit que, dans la pronation, la flexion de la main fait presque disparaître la saillie de la petite tête du cubitus. Si à la flexion on réunit l'adduction, cette saillie reparaît en partie. Ici encore l'adduction favorise la subluxation de l'articulation radio-cubitale inférieure.

C'est en réunissant la pronation, la flexion et l'adduction, que l'on imprime au poignet le degré de torsion le plus prononcé. Cet ensemble de forces agissant toutes dans le même sens est doué d'assez d'énergie pour produire, à l'aide d'une traction graduelle, le déplacement des surfaces.

Par suite de cette énergie, il faut moins de violence dans un instant donné, et le déplacement est accompagné de moins de désordre. Dans les autres positions, la résultante des tractions étant moins puissante, il faut une cause beaucoup plus violente et plus instantanée pour produire les déplacements. Ceux-ci seront alors nécessairement accompagnés de plus grands désordres.

Réflexions sur les luxations radio-cubitales en général, et détermination du sujet de ce mémoire. — Je ne me suis pas proposé de donner une histoire complète de ces luxations. Cela m'aurait entrainé dans une dissertation beaucoup trop étendue. Je veux seulement toucher quelques points principaux afin de mieux caractériser les déplacements qui sont l'objet de ce travail.

Parmi les déplacements qui peuvent survenir dans les articulations radio-cubitales, les uns sont indiqués par des signes bien appréciables, qui ne permettent aucun doute sur leur nature. Exemples : — La tête radiale est saillante en avant ou en arrière, et l'on voit au côté opposé un enfoncement bien prononcé. Il y a là bien certainement une luxation de la tête du radius en avant ou en arrière. — On trouve à la face dorsale du poignet une forte saillie constituée soit par l'extrémité inférieure du cubitus, soit par l'extrémité inférieure du radius, et en même temps le diamètre transversal du poignet est rétréci. Il y a là évidemment une luxation de l'extrémité inférieure du cubitus. — D'un autre côté, ces lésions ont été amenées par des causes variables, agissant instantanément avec énergie, comme une chute, un choc, une traction violente, une pression exercée sur l'avant-bras fixé par un obstacle, et on les rencontre à tous les âges de la vie. — Tout le monde est ici d'accord, la lésion est évidente, les opinions ne peuvent varier que sur le mécanisme de sa production. Ce ne sont pas ces luxations que je me suis proposé d'étudier.

Dans d'autres cas, et ce sont eux surtout que j'envisage, il n'en est plus ainsi. La cause est presque toujours la même ; c'est une traction exercée sur la main, une torsion de tout le membre thoracique, exécutée généralement avec une force médiocre, et le malade est toujours un enfant. Cette cause peu violente produit une lésion moins nettement caractérisée. L'axe du radius est peu éloigné de sa direction naturelle. Souvent il n'y a ni saillie ni dépression appréciable. Le désordre des parties constituantes de l'articulation est peu considérable. La position de l'avant-bras qui retombe au-devant du ventre, au quart fléchi, et aux trois quarts de la pronation, la difficulté des mouvements d'ailleurs très-limités, les phénomènes qui se produisent au moment de la réduction, sont presque les seuls signes que l'on puisse constater. La nature de la lésion reste assez obscure pour que l'on ait varié dans la manière de l'apprécier, et plusieurs théories ont été proposées. Avant d'examiner ces théories, essayons de distinguer, parmi les déplacements que le radius et le cubitus peuvent subir l'un par rapport à l'autre, ceux qui exigent une certaine violence de ceux qui se produisent par une cause moins énergique.

Luxation de la tête du radius, soit en avant, soit en arrière. —Le principal obstacle qui s'oppose à ce genre de déplacement consiste dans la présence du ligament latéral externe et du ligament annulaire. La luxation compléte est impossible tant que ces deux ligaments sont intacts. Pour qu'elle ait lieu, il faut qu'au moins un des deux soit rompu. Si le ligament latéral externe est déchiré, la luxation complète peut se produire malgré l'intégrité du ligament annulaire. Car celui-ci peut alors descendre sur le col du radius, et, comme le fait remarquer M. Denucé, il n'embrasse plus alors que de quarante-cinq à cinquante-cinq millimètres au lieu de soixante-dix à quatre-vingts millimètres qu'il embrassait lorsqu'il était en contact avec le bord de la tête radiale. Cette différence permet, entre le radius et le cubitus, un écart de six à sept millimètres, qui est suffisant pour que la luxation puisse avoir lieu. Quoi qu'il en soit, la luxation complète, accompagnée toujours de désordres importants, n'est jamais produite que par une cause violente.

Lorsque le ligament latéral externe est intact, le ligament annulaire permet à la tête radiale de légères oscillations en avant et en arrière, insuffisantes pour amener une luxation complète, mais compatibles avec la production d'une subluxation, surtout chez les enfants, où les ligaments offrent un plus haut degré de laxité. Si l'on en juge d'après l'examen d'un bras d'adulte, on trouve que la résistance du ligament annulaire à la subluxation doit varier suivant que l'avant-bras est en pronation ou en supination. En effet, nous avons vu que dans la pronation la portion large de la tête radiale est en rapport avec la moitié postérieure du ligament annulaire, et sa portion étroite avec la moitié antérieure de ce ligament; nous avons vu que c'était le contraire dans la supination. Or, dans les positions où le bord de la tête radiale appuie sur le ligament annulaire par sa portion étroite, celui-ci ne s'oppose pas à ce que la tête radiale glisse au-dessus de lui, et, comme le col du radius s'incline et fuit en quelque sorte devant le ligament annulaire, on comprend que la tête radiale s'écarte assez pour qu'il y ait une subluxation; mais, d'un autre côté, il est plus difficile de dire comment la luxation devient permanente. Dans les positions où le bord de la tête radiale appuie sur le ligament annulaire par sa portion large, celui-ci ne permet pas à la tête radiale de glisser au-dessus de lui, mais, si la subluxation se produit, il doit la presser contre le condyle, ce qui rendra la luxation permanente.

Chez les enfants, comme la portion large du bord occupe les trois quarts de la circonférence, la tête radiale glissera plus difficilement au-dessus du ligament annulaire; mais, d'un autre côté, celui-ci contribuera toujours à rendre la subluxation permanente.

Pour qu'il y ait subluxation de la tête radiale, soit en avant, soit en arrière, il est nécessaire que le bord de la cupule franchisse le sommet du condyle. Aussi la subluxation ne diffère-t-elle de la luxation complète que par l'étendue du déplacement. Quelque faible que soit l'écart, il y a toujours en arrière du condyle une saillie pour la luxation en arrière, et une dépression pour la luxation en avant. Si le bord de la cupule ne franchit pas le sommet du condyle, il ne saurait y avoir autre chose qu'une inclinaison qui doit se réduire d'elle-même, si elle n'est pas maintenue par un déplacement situé en quelque autre point de l'avant-bras.

Si nous cherchons à nous rendre compte du mécanisme de ces déplacements, nous voyons que la luxation de la tête radiale, soit en avant, soit en arrière, peut être produite : 1° par le simple glissement, sous l'influence d'une cause directe, comme un choc ou une pression ; 2° par l'écartement de la tête radiale en dehors, sous l'influence d'une cause indirecte, comme la flexion latérale interne de l'avant-bras ou une forte adduction de la main ; 3° par une traction qui éloigne un instant la tête radiale de l'humérus. Dans les deux dernières hypothèses, il faut faire intervenir l'action musculaire qui entraîne dans un sens ou dans un autre la tête du radius au moment où elle est comme incertaine et sans direction déterminée. Cette influence de l'action musculaire est en rapport avec le peu de violence de la cause première du déplacement. Car les muscles sont en quelque sorte surpris dans le repos; leur contraction instantanée prend aussitôt le dessus, ils ramènent brusquement la tête radiale vers l'humérus, et c'est la résultante de leur action simultanée qui détermine le sens dans lequel se fait la luxation. On peut aussi concevoir que plusieurs de ces causes, agissant à la fois, se réunissent et combinent leurs effets.

Nous verrons plus loin que, dans certains cas, on peut expliquer la permanence du déplacement de la tête radiale par l'inclinaison du corps du radius qui succède à une subluxation de l'articulation radio-cubitale inférieure.

J'exclus entièrement des causes de ces luxations la bascule du corps du radius sur celui du cubitus. Nous avons vu, il est vrai, qu'il pouvait arriver que, dans la pronation exagérée, le bord antérieur du radius vînt appuyer sur la branche antérieure de bifurcation du bord externe du cubitus ; mais il est besoin pour cela d'une action violente qui ne se présente pas dans les cas dont nous nous occupons.

Luxation en dehors. — La luxation en dehors doit être exclue du cadre que nous nous sommes tracé. La luxation complète n'a jamais lieu que par une cause violente, et toujours elle est accompagnée de la rupture des ligaments. Quant à la subluxation, il est vrai que le ligament annulaire permet un léger écartement de la tête radiale en dehors, mais cela est insuffisant pour donner lieu à une déviation permanente, si une autre cause n'intervient pas.

Il y a cependant une variété de déplacement que l'on pourrait rattacher à la luxation en dehors, si l'expérience venait à prouver qu'elle existe. La tête radiale, amenée par une traction au-dessous du ligament annulaire, s'accrocherait sous son bord inférieur et le refoulerait au-dessus d'elle. Ce serait une *luxation sous-annulaire.* Chez les enfants, rien n'est plus facile que d'attirer la tête radiale au-dessous du ligament annulaire. Il est plus difficile de l'y maintenir. Cette variété existe certainement comme luxation temporaire, il faudrait prouver qu'elle peut devenir permanente.

D'un autre côté, le frottement de la tête radiale contre le bord inférieur du ligament annulaire donne lieu à des soubresauts et à de petits claquements, qui peuvent induire en erreur et faire croire à la réduction d'une luxation qui n'existe que dans l'imagination du chirurgien.

Subluxation latérale interne. — Je désigne sous ce nom le transport simultané des extrémités supérieures du radius et du cubitus à trois millimètres au plus en dedans de leur position normale. Nous avons vu que chez les enfants ce léger déplacement suffit pour que la marge de la cupule franchise le bord externe de la trochlée et pour que la cupule reste accrochée en dedans de ce bord. C'est l'accrochement de la tête radiale qui maintient la luxation ; le déplacement du cubitus n'est que la conséquence de celui du radius. Dans cette subluxation, il est difficile de reconnaître le dérangement subi par le radius ; car la cupule reste en contact avec le condyle ; bien plus, le bord de la cupule ne franchit pas le sommet du condyle et le doigt explorateur le rencontre toujours en dehors de cette éminence. Il est également difficile d'apprécier le déplacement du cubitus et de reconnaître la faible distance de deux à trois millimètres dont le bord interne de l'olécrâne s'est rapproché de l'épitrochlée. Il suffit d'une légère rotation du cubitus sur son axe pour que ce rapprochement devienne imperceptible. La présence de ce signe rendrait manifeste l'existence d'une subluxation latérale interne, mais la subluxation peut aussi bien avoir lieu sans qu'il soit possible de le constater.

Quoique cette lésion n'ait pas encore été signalée, je la regarde comme assez fréquente, et peut-être même arrivera-t-on à reconnaître qu'elle constitue la véritable luxation sans déplacement apparent.

La subluxation latérale interne peut survenir dans la supination comme dans la pronation, par cause directe comme par cause indirecte; un choc, une chute, peuvent la produire, aussi bien qu'une traction ou une torsion du membre. Il est inutile d'entrer dans de plus grands détails pour prouver que ces différents mécanismes lui sont applicables. Sa production n'exige pas une grande violence. Chez les enfants, l'articulation offre naturellement un degré suffisant de laxité pour qu'elle puisse survenir sans une grande distension des ligaments. Aussi n'est-elle jamais accompagnée de grands désordres, et, le plus souvent, à peine le déplacement est-il réduit, que tout signe de la lésion disparaît.

Luxation de la petite tête du cubitus en arrière. — La luxation complète ne peut être produite que par une cause violente. Mais la subluxation peut succéder à une action moins énergique ; on la voit survenir soit par une pronation exagérée, soit par une forte adduction de la main. Une subluxation de l'extrémité supérieure du radius peut maintenir dans le poignet une légère déviation qui ne saurait être permanente s'il n'existait pas un déplacement à l'autre extrémité de l'os. Réciproquement, une subluxation de l'articulation radio-cubitale inférieure peut produire une inclinaison qui maintient et rend permanente une déviation de l'extrémité supérieure du radius.

Je n'insiste pas davantage sur cette luxation, que je me propose d'étudier plus complétement dans un autre travail.

En résumé, les déplacements qui peuvent se produire sans être accompagnés de grands désordres et par une cause médiocrement énergique, sont : la subluxation de la tête du radius en avant ou en arrière, la subluxation latérale interne du coude, la subluxation de la petite tête du cubitus en arrière ; enfin les déviations maintenues à une extrémité de l'avant-bras par une subluxation située à l'extrémité opposée.

Nous pouvons maintenant passer à l'examen des théories.

B. THÉORIES.

Il ne faut pas perdre de vue que les tractions et les torsions exercées sur la main et le poignet peuvent donner lieu à des lésions simples et à des lésions multiples. On a pu tomber dans l'erreur, tantôt pour n'avoir envisagé qu'une seule lésion en négligeant les autres, tantôt pour s'être trompé sur le caractère même de la lésion dominante. Il est d'ailleurs facile de comprendre que des observateurs se soient arrêtés à une seule explication. C'est qu'ils se guidaient sur un ou plusieurs faits où les phénomènes étaient bien caractérisés et tâchaient d'y rattacher tous ceux où les phénomènes l'étaient moins. Je crois pourtant que plusieurs opinions peuvent être conciliées en leur ôtant ce qu'elles ont de trop exclusif.

Je vais examiner successivement, en tâchant de fixer le degré de leur importance relative, l'entorse, la torpeur douloureuse, l'enroulement de la tubérosité bicipitale, l'élongation, les diverses luxations de la tête du radius, les luxations de l'articulation radio-cubitale inférieure, et les décollements épiphysaires.

Entorse. — On n'a vu souvent qu'une simple entorse dans des cas où la lésion principale était une luxation. Cependant il ne faut pas oublier qu'une légère subluxation peut se produire sans qu'il y ait une lésion des tissus suffisante pour donner lieu aux phénomènes de l'entorse, et que d'autres fois, la luxation étant réduite, il reste encore à traiter les effets de la violence éprouvée par les tissus environnants. D'un autre côté, il peut exister une luxation à l'une des articulations radio-cubitales et une entorse à l'autre. Enfin il peut arriver qu'aucune luxation ne soit produite, mais que les tissus aient subi l'effet d'une violence assez forte pour amener une entorse, soit du coude, soit du poignet, soit des deux à la fois, et même, dans ces cas, il ne faut pas négliger l'état de l'articulation scapulo-humérale. Enfin on doit tenir compte de l'état des ligaments profonds et des tiraillements que peuvent avoir subis par exemple le ligament triangulaire au poignet, ou bien, au coude, le ligament carré de M. Denucé.

Torpeur douloureuse. — M. Chassaignac a désigné sous le nom de *paralysie douloureuse* des jeunes enfants, *torpeur douloureuse* des jeunes enfants (*Arch. gén. de méd.*, 1856, p. 653), un état particulier de l'innervation, un engourdissement par suite duquel l'enfant laisse retomber son bras immobile et pendant le long du corps. La cause peut être une violence extérieure, une chute ou un choc violent ; mais, dans la grande majorité des cas, une traction brusque exercée sur le membre. La torpeur douloureuse est caractérisée par l'instantanéité de l'invasion ; l'état incomplet de la paralysie (l'enfant peut faire de très-petits mouvements) ; les troubles de la motilité (le mouvement volontaire est presque aboli ; mais on peut facilement communiquer tous les mouvements) ; — les caractères de la douleur qui est soudaine, d'abord vive, intense, puis décroissante, ayant pour siége tantôt l'épaule, tantôt le poignet, et se produisant principalement par la supination et l'abduction ; — l'aspect du membre qui retombe dans la pronation ; — l'absence de toute déformation et de tout désordre anatomique ; — la diminution progressive et la guérison prompte de la paralysie, qui dure rarement plus de quatre ou cinq jours, et jamais plus de sept.

La plupart de ces signes sont ceux qui caractérisent l'état dont nous cherchons ici à déterminer la nature. Mais une chose qui distingue la torpeur des autres lésions produites par une traction brusque, c'est l'absence de tout désordre anatomique. Je ne vois cependant pas de motifs pour qu'elle doive toujours exister seule. Elle peut évidemment être un résultat de l'entorse ; elle peut compliquer une luxation ; elle peut également persister après la luxation réduite ; et, comme le fait remarquer M. Chassaignac, il y a un rapport remarquable entre elle et les paralysies qui succèdent à la réduction des luxations.

La notion de la torpeur douloureuse n'exclut pas la recherche des déplacements ; mais, une fois que l'on a reconnu l'intégrité des organes, elle explique la persistance de certains symptômes auxquels il ne faut pas chercher d'autre cause.

Enroulement de la tubérosité bicipitale. — Gardner, (*Gaz. méd.* de Londres, 1836. — *Gaz. méd.* de Paris, 1837, p. 664) ; Rendu, (*Gaz. méd.* de Paris, 1841, p. 301) ; Bourguet, d'Aix (*Rev. méd. chir.*, t. XV, 1854, p. 287 et 324 ; et t. XVII, 1855, p. 27).—La tubérosité bicipitale est emportée par la pronation au-delà du bord externe du cubitus; dans son mouvement de retour, elle se trouve arrêtée en arrière et en dehors de ce bord. Telle est la théorie proposée par Gardner et par M. Rendu, et que M. Bourguet, d'Aix, s'est en quelque sorte appropriée par les développements qu'il lui a donnés. Les motifs invoqués par M. Bourguet à l'appui de son opinion sont : l'absence de douleur au poignet et au coude coïncidant avec la présence d'une douleur à trois ou quatre centimètres au-dessous du coude, au niveau de la tuberosité bicipitale ; l'agrandissement des diamètres antéro-postérieur et transverse de l'avant-bras et la saillie plus prononcée de la tubérosité bicipitale en arrière; la persistance des mouvements de flexion et d'extension du coude ; l'impossibilité de reconnaître par le toucher un dérangement des surfaces articulaires. Les symptômes sont : avant-bras en pronation, impossibilité de dépasser la demi-supination ; impuissance des muscles de l'avant-bras ; absence de déformation au coude; douleur au moindre attouchement plus marquée à la partie supérieure du membre; absence de lésion dans le poignet et dans l'épaule. — Remarquons immédiatement combien ces symptômes ressemblent à ceux de la torpeur douloureuse; mais, en même temps, observons que M. Chassaignac a trouvé la douleur au poignet et à l'épaule, et que pour M. Bourguet elle n'existe pas dans ces points.

Comme Gardner l'a dit, la réduction du déplacement est accompagnée d'un bruit de claquement très-clair.

Une objection importante a eté faite à cette théorie par M. Goyrand, c'est que l'espace qui sépare le radius du cubitus est toujours trop grand pour permettre l'accrochement de la tubérosité bicipitale. Cette difficulté n'arrête pas M. Bourguet. S'il existe un espace, il n'est pas tellement large qu'il ne puisse être rempli par l'interposition d'un faisceau de fibres du court supinateur. Sur le cadavre, il a suffi d'interposer un fragment de papier plié en plusieurs doubles, formant de un demi à deux millimètres d'épaisseur pour arrêter le mouvement de la tubérosité.

D'ailleurs M. Bourguet admet qu'il y a des variétés suivant les sujets. Chez plusieurs, il n'a pu interposer que un demi millimètre ; et, chez d'autres, il n'a comblé l'espace qu'avec une épaisseur de deux millimètres. « Il faut, dit-il, que la tubérosité bicipitale affecte « certaines dispositions, qu'elle soit assez *saillante*, et « que l'espace interosseux ne soit pas trop large ; il est « en effet des sujets chez lesquels cette tubérosité forme « si peu de relief à l'extérieur et chez lesquels l'espace « interosseux est tellement grand à cette hauteur, que « la lésion qui nous occupe ne saurait jamais se pro« duire chez eux malgré l'existence des causes les plus « favorables à sa production. » D'un autre côté, M. Bourguet admet dans ses conclusions que la lésion peut se produire, non-seulement dans l'enfance, mais à un âge plus avancé.

Il ressort immédiatement de cette discussion que l'enroulement de la tubérosité bicipitale ne peut avoir lieu chez tous les sujets. Il est donc impossible de la donner comme un fait genéral. D'un autre côté, on ne saurait nier qu'il peut avoir lieu chez certains sujets. C'est ainsi que j'ai produit sur le cadavre le frottement du crochet inférieur de la tubérosité contre la branche postérieure de bifurcation du bord externe du cubitus et un claquement clair au moment où l'obstacle était franchi. Moi-même, sur mon avant-bras droit, je produis ce claquement pour ainsi dire à volonté, et il survient ensuite un engourdissement de la partie moyenne de l'avant-bras ; dans mon bras gauche, il m'est impossible de produire le claquement, mais les efforts que je fais pour y parvenir amènent l'engourdissement.

Dans les cas où la réduction se fait avec un bruit de claquement clair, on peut se demander s'il y avait un enroulement de la tubérosité. Dans les cas où le bruit est différent, il faut chercher une autre explication. C'est ainsi que le choc dont parle M. Rendu fait penser à une lésion d'un autre genre.

D'ailleurs, je dois le dire, ce que j'ai constaté, c'est le frottement, le claquement ; ce n'est pas l'arrêt de la tubérosité. Il semble que cet arrêt puisse être vaincu par le plus faible effort, et que pour le maintenir il soit besoin de la douleur, de l'engourdissement du membre, ou, si l'on veut, du premier degré de la torpeur douloureuse.

Parmi les signes donnés par M. Bourguet, il en est deux, la saillie de la tubérosité bicipitale en arrière, et l'agrandissement du diamètre antéro-postérieur de l'avant-bras, qui ne me semblent pas être une preuve de l'arrêt de la tubérosité. Ils montrent seulement, ce que l'on sait d'ailleurs, que l'avant-bras est en pronation. Quant à l'élargissemeut du diamètre transverse, il prouverait que le radius est un peu ecarté en dehors, ce qui peut aussi très-bien s'accorder avec l'existence d'une subluxation de la tête radiale.

En un mot, l'enroulement de la tubérosité bicipitale peut se produire sur certains sujets, et il est utile de le rechercher ; mais il ne rend pas compte de tous les phénomènes que l'on observe à la suite des tractions et des torsions exercées sur la main.

Elongation. — Fournier (*Œcon. chirurg.*, 1671), puis Duverney (*Traité des maladies des os*, t. II, p. 182, 1751), ont mis en avant la théorie de l'élongation, « qui consiste dans son éloignement de deux à trois lignes, suivant sa longueur, de l'humérus. » — Au point de vue du mouvement, l'élongation ne peut pas être niée. Mais il ne suffit pas de dire que la tête du radius s'éloigne du condyle ; car aussitôt que la cause a cessé d'agir, le rapprochement doit avoir lieu ; il n'y a là qu'une luxation temporaire et il ne peut rester autre chose qu'une entorse. En supposant donc que, par une traction, la tête du radius soit éloignée du condyle d'une distance quelconque, il reste encore à indiquer où elle s'arrête et se fixe dans son mouvement de retour vers le condyle.

Boulay, dans la thèse qu'il soutint sous la présidence de Bottentuit (*de Radii superioris extremitatis Dimotione in infantibus frequentiori*, 1787), dit que la tête du radius peut se porter ou en dehors, ou en avant, ou en arrière ; mais il n'indique pas où elle se fixe. Il invoque aussi l'élongation, mais il a recours à un mécanisme plus compliqué. C'est ainsi que pour lui la traction ne suffit pas ; il faut y joindre la pronation forcée, qui aurait pour effet de faire basculer sur le cubitus la partie moyenne du radius.

Duverney faisait jouer un certain rôle à l'adduction. « La pression que fait sur l'os du coude la partie inférieure du rayon qui est grosse, oblige sa partie supérieure, qui est petite, de sortir de la capsule qui l'articule avec l'éminence du bras. »

Philippe Pinel (*Observ. de physique* de Rosier, 1789) invoque tantôt l'adduction de la main, tantôt la bascule du corps du radius sur celui du cubitus.

On ne peut nier qu'il règne une certaine obscurité dans les idées de ces auteurs qui, d'un côté, semblent accorder le premier rôle à une action exercée suivant la longeur de l'os, et d'un autre côté regardent comme nécessaire l'application d'une force qui l'écarte de son axe. Il est clair qu'ils n'avaient pas encore approfondi la question et que leur attention s'est partagée entre plusieurs des idées qui devaient se présenter les premières à la pensée des observateurs.

M. Perrin a donné à la théorie de Duverney son développement le plus complet en indiquant un point où la tête du radius viendrait se fixer à la suite de l'élongation. Il a désigné le déplacement sous le nom de *subluxation intra-capsulaire sous-sigmoïdienne* (*Journ. de chir.*, 1843, p. 135; 1844, p. 74; et *Rev. méd. chir.*, t. V, 1849, p. 145). Voici comment il expose lui-même cette ingénieuse théorie: « Dans cette luxation, la tête du radius ne proémine ni en avant, ni en arrière, ni en dehors; elle ne fait simplement que glisser par son bord articulaire sur la petite cavité sigmoïde du cubitus au-dessous de laquelle elle se place, et où elle est probablement et faiblement retenue par la saillie disposée en crochet qu'offre l'extrémité antérieure de cette même cavité. »

« Telle est donc en somme notre doctrine. Pour cause prédisposante, le jeune âge joint au tempérament lymphatique, pour cause déterminante, une traction sur le poignet et surtout sur la main, sans qu'il soit nécessaire que celle-ci soit en pronation; pour signe caractéristique, l'impossibilité de mettre la main en supination; pour procédé de réduction, un mouvement forcé de supination combiné avec un mouvement de flexion en dehors de l'avant-bras sur le bras (le mouvement forcé de supination suffit souvent seul) ; enfin, pour théorie, une luxation intra-capsulaire sous-sigmoïdienne. »

Ceux-là mêmes qui ne partagent pas l'opinion de M. Perrin, doivent accorder à ses travaux une attention méritée. C'est la publication de ses premières observations qui a engagé M. Malgaigne à écrire l'article remarquable qui sert aujourd'hui de base à l'étude de la question. Les observations de M. Perrin sont surtout importantes pour la symptomatologie et pour l'étiologie. Elles montrent que la luxation sans déplacement apparent peut se produire dans la demi-pronation aussi bien que dans la pronation complète.

La théorie de M. Perrin avait d'abord séduit notre imagination, et certains détails anatomiques nous avaient porté à l'adopter. Un examen plus complet et plus approfondi nous a obligé d'y renoncer; et c'est alors que, portant plus loin nos regards, nous sommes parvenu à la notion de la subluxation latérale interne.

Nous avons déjà prouvé que la luxation sous-sigmoïdienne n'existe pas. Car, chez les adultes, la portion étroite du bord de la tête radiale peut bien s'engager dans l'anfractuosité sous-sigmoïdienne, mais l'élongation est insuffisante pour l'amener à ce niveau ; chez les enfants, au contraire, l'élongation est suffisante, mais la tête du radius ne peut pas s'engager dans l'anfractuosité. Ce dernier fait avait déjà été indiqué par Martin, de Lyon : « La cavité sigmoïde du cubitus est presque plane ; le côté correspondant du radius est peu saillant et a aussi moins de surface, ce qui rend extrêmement faible ce point de contact des deux os de l'avant-bras, et facilite leur défaut de rapport dans les mouvements forcés de pronation. »

Cependant, il y aurait une manière de comprendre la théorie de M. Perrin, ce serait d'admettre qu'après avoir été éloignée de l'humérus par une traction, la tête radiale, dans son mouvement de retour, s'inclinerait en avant et se fixerait par un point très-borné sur le bord antérieur de la petite cavité sigmoïde refoulant au-dessus d'elle le ligament annulaire, et appuyant sur l'insertion antérieure de ce ligament. Ce ne serait plus alors une luxation sous-sigmoïdienne, mais une subluxation sous-annulaire en avant.

Subluxation de la tête du radius en arrière. — Martin, de Lyon (*Mém. sur le déplacement de l'extrémité supérieure du radius en arrière ; Journ. génér. de méd.*, t. XXXIV, p. 353, 1809), est le premier qui ait cherché à déterminer le point précis où se fixe la tête du radius après une traction exercée sur la main. Pour lui, la luxation est toujours en arrière. Mais la description qu'il en donne indique une luxation complète. « L'extrémité du radius se place sur la petite surface plane que présente la partie supérieure de la face externe du cubitus derrière la petite cavité sigmoïde et au-dessous du petit anconé ; elle perd ses rapports avec la petite tête de l'humérus, et vient se fixer en arrière de la tubérosité externe de cet os et au-dessous de l'olécrâne, en distendant, en rompant quelquefois peut-être la capsule articulaire. » Comme le fait observer M. Malgaigne, ceci n'est pas applicable aux cas dans lesquels on a tant de peine à constater une saillie de la tête du radius, et que M. Denucé nomme avec raison *luxation sans déplacement apparent.*

Evidemment il faut rejeter l'hypothèse de la luxation complète en arrière telle que Martin de Lyon l'a décrite. L'appui donné par Boyer à cette opinion ne peut suffire pour la faire adopter; (mais nous devons chercher ce qui a pu rallier à cette manière de voir l'illustre auteur du *Traité des maladies chirurgicales.* Il faut nécessairement que Boyer ait senti la tête du radius en arrière et en dehors ; cette sensation existe dans la subluxation de la tête radiale en arrière et dans la subluxation latérale interne.

Je considère comme réelle l'existence de la subluxation sus-annulaire en arrière et j'en citerai bientôt trois exemples. M. Denucé en a rapporté un exemple (*Thèse*, p. 184), le seul que M. Malgaigne ait cru devoir reproduire dans son traité des *Luxations* (p. 164): « On sen-« tait en arrière, au niveau du condyle, en dedans de « l'épicondyle, une petite tumeur saillante roulant sous « le doigt dans la pronation. » Je me permettrai de mettre encore en doute la réalité de cette observation ; car c'est dans la pronation seulement que l'on sentait cette très-petite saillie ; or j'ai fait voir que dans la pronation le bord de la tête radiale est séparé du condyle par toute l'étendue de la portion large de la marge, et c'est là une cause d'erreur qu'il faut corriger, en tenant compte du degré de saillie qui existe dans les autres positions. Ce raisonnement est applicable au sujet de l'observation, qui était un jeune homme de dix-neuf ans.

Subluxation de la tête radiale en avant. — Cette théorie a été développée par M. Goyrand en 1837 et en 1842. Voici comment il s'exprime (*Ann. de chir.*, 16 juin 1842) : « Les surfaces par lesquelles le radius et le cubitus se correspondent subissent, par suite de l'effet qui agit sur elles en sens inverse, un léger écartement. Cépendant la contraction des muscles ne se fait pas attendre ; elle est rapide, et voici quel en est le résultat : le biceps entraîne en avant l'extrémité supérieure du radius ; les autres muscles qui du bras vont à l'avant-bras et à la main tirent en avant le radius et l'appliquent avec force contre la petite tête de l'humérus dans des rapports un peu différents de l'état normal. La douleur entretient ensuite la contraction des muscles. »

Pour M. Malgaigne, qui adopte la même théorie, ce déplacement est le résultat d'une traction exercée dans une pronation plutôt moyenne qu'exagérée. M. Denucé partage cette opinion.

Je crois à l'existence de la subluxation en avant. Mais plusieurs signes doivent la distinguer. Il doit y avoir audessous de l'épicondyle une dépression appréciable ; le bord de la tête radiale ne doit plus pouvoir y être retrouvé ; il doit y avoir en avant une saillie évidente. En opérant la réduction, on doit sentir manifestement que la tête radiale se porte d'avant en arrière, comme Dugès l'a observé.

L'impossibilité de fléchir l'avant-bras au-delà de l'angle droit n'est pas un signe constant de cette subluxation. J'ai pu obtenir cette flexion sur le cadavre après avoir opéré le déplacement.

Peut-on expliquer par la luxation incomplète de la tête radiale, soit en avant, soit en arrière, les cas où l'on ne trouve ni saillie ni dépression appréciable? Je ne le pense pas ; et c'est pour combler cette lacune que je propose la théorie suivante.

Subluxation latérale interne. — On pourrait s'étonner de ce que cette théorie n'ait pas encore été proposée, s'il n'était pas avéré que, dans la recherche des problèmes, ce sont presque toujours les solutions les plus simples qui se présentent les dernières à la pensée. La subluxation latérale interne répond à toutes les conditions d'une luxation sans déplacement apparent. Nous avons vu qu'elle consiste dans le transport simultané des surfaces articulaires du radius et du cubitus, à trois millimètres au plus en dedans de leur position normale. La marge de la cupule franchit le bord externe de la trochlée, et c'est là ce qui rend la luxation permanente. Le déplacement du cubitus est si faible qu'il échappe facilement à l'investigation. Quant à la tête du radius, il n'y a pas de signe extérieur qui puisse trahir son accrochement au bord externe de la trochlée. La marge de la cupule n'a pas franchi le sommet du condyle, elle s'en est seulement un peu rapprochée, et le doigt explorateur la sent toujours en arrière et en dehors de cette éminence. Cette subluxation permet au chirurgien de fléchir complétement l'avant-bras sur le bras ; elle lui permet de faire tourner le radius depuis la pronation complète jusqu'à la demi-pronation. D'un autre côté, on s'explique très-naturellement dans cette théorie plusieurs faits qu'il est difficile d'accorder avec les autres hypothèses. Ainsi M. Malgaigne a dit en parlant de l'élongation : « Il n'y a rien, pas même l'ombre d'un symptôme que l'on puisse invoquer en faveur de cette hypothèse, plus insoutenable encore quand la cause est une chute. » La subluxation latérale interne échappe à ce reproche, puisqu'elle peut survenir pour cause directe aussi bien que par cause indirecte. La traction, la torsion, la flexion latérale interne, le glissement occasionné par un choc ou une pression sont également capables de la produire. Elle survient dans la demi-pronation comme dans la pronation complète et dans les positions intermédiaires à ces deux extrêmes. En outre, tandis que les autres hypothèses font abstraction de la mobilité du cubitus, celle-ci s'accorde parfaitement avec l'idée d'une torsion ou d'une inclinaison de la totalité du coude ; elle embrasse donc les phénomènes d'une manière plus large et plus générale. Enfin rien ne s'oppose à ce que cette subluxation coexiste avec un déplacement de l'extrémité inférieure du cubitus.

On a cru certainement à une subluxation de la tête radiale en arrière dans les cas où il s'agissait d'une subluxation latérale interne. Cela vient de ce que, dans l'une et l'autre lésion, on trouve le bord de la tête radiale en arrière et en dehors du condyle. Mais les deux déplacements diffèrent par le plus ou moins de saillie de ce bord. Lorsque la saillie est nulle, il faut vraiment forcer les faits pour admettre une luxation en arrière.

D'un autre côté, si le déplacement en dedans est un peu plus prononcé, le bord de la cupule arrivera très-près du sommet du condyle. Il sera difficile de le reconnaître par le toucher, et l'on sera porté vers l'idée d'une subluxation en avant. L'absence de toute saillie serait le signe qui me détournerait de cette pensée.

Je ne vois pas de caractère pour distinguer la subluxation latérale interne de l'enroulement de la tubérosité bicipitale quand l'avant-bras est en pronation. Mais, si le radius peut être ramené à la demi-pronation avant d'avoir obtenu la réduction, il est évident que l'on n'a pas affaire à un enroulement de la tubérosité.

La réduction de la subluxation latérale interne se fait pendant que l'on ramène le radius à la supination ; parfois on ne l'obtient qu'en dépassant la demi-pronation. Le bruit que l'on entend au moment de la réduction n'a pas toujours le même caractère. Tantôt c'est un petit claquement clair très-sec, tantôt un choc accompagné d'un soubresaut. Dans le premier cas, c'est le même bruit que pour l'enroulement de la tubérosité bicipitale ; dans le second cas, c'est celui que produisent les autres luxations. Il serait utile de vérifier si l'on perçoit quelquefois le bruit de craquement signalé pour la subluxation en avant par Monteggia et par M. Malgaigne.

Une subluxation latérale interne ne peut pas, au moment où on la réduit, donner la sensation d'un mouvement de la tête radiale d'arrière en avant. Ce mouvement semble caractériser la subluxation en arrière. On peut, au contraire, percevoir un mouvement de dedans en dehors qui sera facilement confondu avec un mouvement d'avant en arrière, tel qu'on doit l'observer pour une subluxation en avant. Mais, dans ce dernier cas, le mouvement sera plus distinct et aura plus d'étendue.

Les phénomènes qui se produisent au moment de la

réduction sont les seuls signes par lesquels on puisse juger que l'on n'a pas affaire à la torpeur douloureuse ou à une simple entorse.

Tels sont les caractères distinctifs de la subluxation latérale interne. En la signalant à l'attention des observateurs, je suis loin de vouloir en faire la base d'une théorie exclusive et de nier l'existence des autres lésions que j'ai successivement énumérées. Non-seulement j'admets la possibilité de plusieurs de ces lésions, mais je ne serais pas surpris de voir les cas de luxation sans déplacement apparent devenir beaucoup moins nombreux lorsqu'on s'occupera de constater avec soin la nature de chaque subluxation, et d'en reconnaître la variété toutes les fois qu'elle viendra s'offrir à l'observation.

Subluxation de la petite tête du cubitus en arrière. — « Il ne saurait être indifférent, a dit M. Malgaigne, de soutenir, par exemple, qu'une luxation s'est faite en arrière, si en réalité elle est en avant ; de dire qu'il y a une luxation, si la luxation est imaginaire ; et enfin d'accuser une luxation du coude, quand peut-être il s'agit d'une luxation au poignet. » Et plus loin : « Plusieurs faits donnés sous le titre de luxations de la tête du radius pourraient bien n'être que des luxations de l'extrémité inférieure du cubitus. » (*Journ. de chir.*, 1843, p. 146.) Cet auteur croit devoir rapporter à la subluxation du cubitus deux des observations de M. Rendu, et M. Nélaton, dans ses *Éléments de pathologie chirurgicale* (t. II, p. 401), a émis la même opinion.

M. Goyrand, abandonnant son ancienne théorie, parce qu'elle ne rendait pas suffisamment compte des faits qu'il avait observés, professe aujourd'hui que la luxation sans déplacement apparent a son siége uniquement dans le poignet, et que la lésion consiste dans une *subluxation de la petite tête du cubitus sur le fibro-cartilage triangulaire.* Je crois avoir suffisamment démontré que, si l'on doit admettre les déplacements qui ont leur siége au poignet, il est impossible de nier ceux dont le siége est au coude. D'un autre côté, je ne saurais accepter l'accrochement de la petite tête du cubitus au bord du fibro-cartilage triangulaire. La seule chose réelle, comme je l'ai dit, c'est que la tension du bord postérieur du fibro-cartilage contribue à maintenir la subluxation de la petite tête du cubitus sur le radius.

La lésion de l'articulation radio-cubitale inférieure peut exister seule ou combinée avec un déplacement dont le siége est au coude. Elle peut persister après la réduction de ce déplacement, et, à ce point de vue, il est important d'en tenir compte.

Le poignet peut encore être le siége d'une entorse ou d'un simple tiraillement des ligaments. Parmi ces lésions, on ne doit pas oublier les déchirures qui peuvent atteindre les gaînes tendineuses dont l''articulation est entourée.

Disjonction des épiphyses. — M. Bourguet a réfuté en ces termes l'hypothèse d'une disjonction de l'épiphyse supérieure du radius : « Une entorse du coude, du poignet ou de l'épaule, pas plus qu'une fracture de l'extrémité supérieure du radius ou un décollement de l'épiphyse supérieure de cet os, ne saurait rendre compte de la perte absolue de la supination, tandis que la pronation et la flexion de l'avant-bras sur le bras sont conservées, ni surtout de l'apparition soudaine de la maladie sous l'influence d'une violence extérieure, et de sa disparition, tout aussi soudaine, suivie du retour de toutes les fonctions du membre, à la suite d'efforts de réduction, et aussitôt après qu'un bruit de claquement parfaitement susceptible et complétement analogue à celui qui se présente dans les autres luxations au moment de la rentrée de l'os à sa place naturelle, a été entendu. » M. Gardner a combattu cette hypothèse par les mêmes raisons. M. Foucher, par ses expériences, a démontré qu'elle est inacceptable. « Je ne suis point parvenu, dit cet habile chirurgien, à séparer l'épiphyse radiale supérieure, même en exagérant les mouvements de pronation. Si on se souvient que cette épiphyse est contenue en entier dans la cavité articulaire, on ne sera pas surpris de ce résultat. » (*Recherches sur la disjonction traumatique des épiphyses*, 1860, p. 16.)

La disjonction de l'épiphyse radiale inférieure doit, au contraire, être prise en considération. Fougeu, d'Etampes (*Gaz. des hôp.*, 25 juillet 1861, p. 316), l'a certainement observée. M. Foucher, dans ses expériences, n'est jamais parvenu à arracher l'épiphyse radiale inférieure par la traction directe. Les mouvements de flexion et d'extension, ceux d'abduction et de rotation, n'ont rien produit sur le poignet. Mais l'inflexion latérale, combinée avec la torsion, a produit assez facilement le décollement de l'épiphyse radiale inférieure. Il est à propos de rappeler que M. Foucher, par une théorie très-ingénieuse qui lui appartient, se rend compte « de cette influence du mouvement de torsion par le mode d'union de la diaphyse et de l'épiphyse, mode d'union qui simule un emboîtement réciproque. »

Nous concluons de ceci que toutes les fois que la lésion est au coude, il ne saurait être question d'un décollement épiphysaire ; mais, lorsque la lésion est au poignet, il est utile d'examiner si l'on n'a pas affaire à ce dernier genre d'affection.

C. — OBSERVATIONS.

Afin d'éviter des répétitions inutiles, je dirai immédiatement que dans toutes les observations dont je vais donner le récit, l'avant-bras retombait sur le ventre au quart fléchi, dans une position intermédiaire à la pronation et à la demi-pronation, et que, par une sorte d'instinct, le malade se refusait à le mouvoir.

Je dois dire aussi quelques mots du traitement. M. Malgaigne expose ainsi la variété des opinions émises à ce sujet : « Duverney et Bottentuit appuyaient le pouce en avant ; Martin l'appuie en arrière. Duverney forçait la supination sans étendre l'avant-bras ; Bottentuit voulait que la supination fût combinée avec la flexion ; et, tout au rebours, Martin combine la supination et l'extension. » Il ajoute ensuite que tous les trois s'accordent à recommander de porter la main en dehors. Pour ma part, toutes les fois que le siége du déplacement était au coude, il m'a suffi, pour la réduction, de ramener l'avant-bras à la supination sans qu'il fût nécessaire d'exercer une pression sur la tête du radius. Au poignet, le même mouvement de supination a suffi, sans qu'il fût nécessaire d'exercer une pression sur la petite tête du cubitus.

Le traitement consécutif auquel j'ai recours consiste, pour les déplacements du coude, dans l'application d'un appareil très-simple, que j'ai vu souvent employer par mon oncle et mon maître, A. Thierry ; l'avant-bras, placé ou non dans la supination, est maintenu aussi fléchi que possible, à l'aide d'un bandage en huit de chiffre que l'on peut confectionner immédiatement avec un mouchoir plié en cravate. Pour le poignet, tantôt il a suffi d'une compresse maintenue par quelques tours de bande, tantôt il a fallu appliquer deux attelles, comme pour une fracture.

En recueillant ces observatious, je me suis surtout appliqué à reconnaître le genre de déplacement subi par les os en me rendant bien compte de la sensation que j'éprouvais au moment de la réduction. Je regrette de n'avoir pas mesuré la longueur de l'avant-bras avant et après la réduction ; mais cela demandait un examen beaucoup trop prolongé. Comme je n'avais pas encore acquis la notion de la subluxation latérale interne, j'ai désigné simplement sous le nom de luxation sans déplacement apparent les cas où je n'ai pas reconnu les autres genres de lésion. Connaissant aujourd'hui beaucoup mieux le sujet, je pourrai recueillir d'autres observations d'une manière plus complète, mais celles-ci auront toujours pour moi une certaine importance, parce que, n'étant pas dominé par une idée préconçue, je me suis contenté de noter la sensation que j'éprouvais, sans m'inquiéter de chercher des preuves à l'appui d'une théorie.

Subluxation de la tête du radius en arrière.

Observation I. — Eugénie M***, deux ans et demi. Je sens bien la tête du radius en arrière du condyle. En ramenant l'avant-bras à la supination, il se produit un claquement dans le coude. Le lendemain, l'enfant est guérie. La tête du radius me paraît un peu moins saillante en arrière qu'avant la réduction.

Observation II.— Clara H***, deux ans et demi, a poussé un cri au moment où on la tirait par le poignet ; je la vois trois jours après. Le coude est douloureux, l'avant-bras immobile. La tête du radius me paraît un peu saillante en arrière ; pendant la réduction, je la sens qui se porte d'arrière en avant ; la saillie disparaît.

Observation III. — Francis ***, trois ans, m'est amené une heure après avoir été tiré brusquement par la main. Il existe au-dessous et en arrière de l'épicondyle un relief bien appréciable, formé par la tête du radius. En commençant la manœuvre, je sens un très-petit claquement vers le poignet. En forçant la supination, je produis un soubresaut et un claquement beaucoup plus fort vers le coude. La saillie de la tête radiale disparaît.

La première observation n'est pas assez caractérisée pour que l'on puisse assurer qu'il s'agissait d'une subluxation en arrière ; dans les deux autres observations, ce déplacement me paraît incontestable. Dans la troisième, il y avait en même temps une légère subluxation de la petite tête du cubitus.

Subluxation de la tête du radius en avant.

Observation IV. — Céline C***, trois ans, a été fortement tirée par la main droite ; je la vois au bout de trois heures. *L'avant-bras ne peut pas être fléchi au-delà de l'angle droit.* En appuyant le doigt au-dessous de l'épicondyle, je ne sens pas le bord de la cupule ; les muscles épicondyliens sont soulevés, ils forment un léger relief ; en appuyant sur eux, on sent une dureté dans la profondeur. Je réduis en tirant un peu sur le poignet, et en ramenant le radius à la supination. Il ne se produit rien dans l'articulation radio-cubitale inférieure. Vers la tête radiale, je sens un soubresaut et un choc. Ce choc est dur, il y a là quelque chose qui fait penser au frottement de deux fragments osseux. Serait-ce là ce que Monteggia et M. Malgaigne ont observé, lorsqu'ils ont pensé avoir affaire à une fracture de la tête du radius ?

Observation V. — Marie M***, treize mois. Au moment où je la vois, il y a une heure que tout à coup on s'est aperçu qu'elle ne levait plus son bras et ne s'en servait plus. *Je puis fléchir complétement l'avant-bras*. En ramenant celui-ci à la supination, je sens d'abord un petit claquement au poignet. Pour obtenir la réduction, je suis obligé de dépasser la demi-supination. La tête radiale s'échappe d'avant en arrière avec un bruit de craquement. Alors, seulement, on peut sentir par le toucher le bord de la cupule. Sur le bras sain, je puis reconnaître ce bord dans la demi-pronation.

Subluxation sans déplacement apparent.

Observation VI. — Marie M***, sujet de l'observation précédente, onze mois, était dans un charriot. Un bâton s'étant détaché, elle est tombée par terre. Je ne sens rien au poignet. Au coude, sous une peau doublée d'une couche cellulo-graisseuse très-épaisse, je ne parviens pas à reconnaître la tête du radius; mais il en est de même de l'autre côté. En forçant la supination, il se produit au coude un bruit de claquement très-clair. Aussitôt l'enfant se sert de son bras, le remue, l'agite, et il devient impossible de lui appliquer un bandage.

Observation VII. — Camille L***, petit garçon de trois ans et demi, m'est amené à neuf heures du matin; il a fait une chute la veille à midi. Pas de déplacement apparent; en ramenant l'avant-bras à la supination, il se produit dans le coude un soubresaut et un claquement; le lendemain de la réduction, il n'existe aucun symptôme ni au poignet ni au coude.

Observation VIII. — Catherine....., vingt-neuf mois, m'est amenée une demi-heure après l'accident. Pas de déplacement appréciable. Au moment de la réduction, petit claquement et sensation particulière d'après laquelle il semblerait que la tête radiale se dégage de dessous le ligament annulaire.

Observation IX. — Il y a en même temps une subluxation en arrière de la petite tête du cubitus. — Le 6 octobre 1861, on amène à ma consultation Joséphine P***, âgée de vingt-sept mois, forte et bien constituée. Il y a une demi-heure, son grand-père l'a tirée violemment par la main droite, et il a entendu un craquement. Aussitôt l'enfant a poussé un cri de douleur. Depuis ce moment, elle ne remue plus son bras, qu'elle laisse retomber dans la pronation et au quart fléchi. J'examine avec soin l'extrémité supérieure du radius. Je reconnais le bord de la cupule en arrière et en dehors du condyle. C'est presque la même forme et la même saillie que du côté sain. Pas de douleur. Cette exploration peut faire penser qu'il n'y a aucun déplacement de la tête du radius.

La pression sur le poignet provoque les cris de l'enfant. En essayant sans y mettre de force de ramener le radius en supination, je ne puis lui imprimer qu'un mouvement très-borné. J'éprouve presque aussitôt de la résistance. On serait porté à croire que c'est tout le siége du mal.

Pour bien apprécier ce qui va se passer, je saisis avec la main gauche la partie supérieure de l'avant-bras en appuyant légèrement le pouce sur la tête du radius, et de la main droite je saisis l'extrémité inférieure de l'avant-bras en appliquant le pouce à la face dorsale sur l'intervalle des deux os, et les deux premiers doigts à la face palmaire. Je ramène alors le radius à la supination. Pendant ce mouvement, je sens un claquement un peu sourd dans l'articulation radio-cubitale inférieure, et, près de la tête du radius, un soubresaut accompagné d'un autre claquement bien plus fort et bien plus distinct. Comme toujours, j'imprime alors avec facilité des mouvements de pronation et de supination. La réduction est opérée. Le lendemain, l'enfant se sert très-bien de son bras et même me frappe bien fort sur la main.

Subluxation de la petite tête du cubitus en arrière.

Observation X. — Nelly M***, quatre ans. Le 25 avril 1861, une petite fille de huit ans lui fait sauter un ruisseau en la tenant par la main gauche. Je la vois le lendemain. Douleur au poignet ; pronation ; rien au coude. Je fléchis facilement l'avant-bras. En ramenant la main à la supination, il se produit un petit claquement dans l'articulation radio-cubitale inférieure. J'applique une compresse et une bande. Le 29 avril, la malade ne peut pas encore se servir de sa main, qui retombe toujours dans la pronation. Chaque fois qu'on la ramène à la supination, il se produit un petit claquement dans le poignet. La petite tête du cubitus est très-saillante à la face dorsale du poignet, mais il n'y a pas de chevauchement. Ce n'est donc pas une luxation complète, ce n'est qu'une subluxation. J'applique deux attelles, et je fais tenir habituellement la main dans la supination. Le 2 mai, les mouvements de supination s'exécutent ; mais, en pressant légèrement sur les os, on voit que la subluxation a tendance à se reproduire. Je maintiens l'appareil jusqu'au 5 mai. L'articulation paraît alors avoir repris sa solidité. J'ai revu depuis la malade, elle est guérie.

Observation XI. — Albert L***, dix-huit mois, est tombé sur le bras gauche. Les mouvements de l'avant-bras sont douloureux. Rien au coude. Saillie exagérée de la petite tête du cubitus. L'articulation est relâchée. En ramenant la main à la supination, petit claquement dans le poignet. Rien de semblable à droite. Bande roulée. Au bout de deux jours l'enfant paraît guéri.

Observation XII. — Jules C***, quinze mois. Le 29 janvier 1862, il était debout sur une table. Il perdit l'équilibre. Au moment où il tombait, on l'a saisi par le poignet et relevé brusquement. Depuis, il laisse retomber l'avant-bras dans la pronation. Il ne peut plus le mouvoir. Il se plaint d'une douleur au poignet. En ramenant l'avant-bras à la supination, je produis un petit claquement dans le poignet, rien au coude. Après cette manœuvre, il ne meut pas encore son bras. Le 30 non plus. Je maintiens l'avant-bras avec deux attelles médiocrement serrées. C'est seulement le 4 févrîer qu'il recouvre la faculté d'opérer des mouvements. J'ôte alors l'appareil. Il n'y a au poignet aucune tuméfaction, ni des parties molles ni des os.

Dans cette observation, on voit s'ajouter aux symptômes de la subluxation ceux de la torpeur douloureuse.

Entorse à la fois au poignet et au coude.

Observation XIII. — Laurent M***, cinq ans et demi, a été tiré violemment par la main. Le 4 octobre 1861, environ trois mois après l'accident, il ne se sert pas encore de son bras. Le poignet est douloureux. Il y a une grande mobilité dans l'articulation radio-cubitale inférieure; dès que le radius retombe dans la pronation, la petite tête du cubitus fait une saillie exagérée à la face dorsale. L'avant-bras ne se fléchit pas de lui-même sur le bras au-delà de l'angle droit. Quand il est dans la pronation, on peut le fléchir un peu plus; on n'y parvient pas quand il est dans la supination. Il ne peut pas non plus être étendu complétement. Pendant que l'on imprime des mouvements au ginglyme, si l'on applique un doigt en dehors et en avant de l'olécrâne, on sent un frémissement dans la couche musculaire. — Le traitement consiste en bains gélatineux et en frictions avec un liniment ammoniacal.

Le 8 octobre, les mouvements du poignet sont plus faciles; la saillie de la petite tête du cubitus dans la pronation est encore exagérée. L'avant-bras ne peut pas encore être fléchi complétement. En appuyant sur l'apophyse coronoïde, on produit une douleur. Du reste, la flexion volontaire devient plus facile dans la pronation aussi bien que dans la supination. Plus de frémissement en dehors de l'olécrâne. En forçant la supination, on produit un petit claquement dans l'articulatiou huméro-cubitale.

12 octobre. Encore quelques petits claquements dans le poignet. L'avant-bras a beaucoup gagné en flexion, peu en extension.

23 octobre. Rien au poignet. Fléchit bien l'avant-bras.

4 novembre. Étend presque l'avant-bras; le plie très-bien. Quand on veut forcer l'extension, il se produit une douleur dans le pli du coude; si l'on demande au malade d'en indiquer le siége, il applique le doigt vers l'insertion du tendon du biceps. Il n'y a plus aucune exagération dans la saillie de la petite tête du cubitus.

5 décembre. Bien.

6 février. La guérison s'est maintenue. L'enfant est maigre. L'articulation du coude et celle du poignet offrent un degré remarquable de laxité.

Observation XIV. — Emile G***, trente et un mois. Le 25 novembre 1861, il tomba du haut d'une chaise sur le côté gauche, de telle sorte que le bras resta pris sous le corps, et le coude reçut un choc tandis que l'avant-bras était soumis à une pronation forcée. Au moment où je le vis, il y avait un gonflement considérable au côté externe du coude. Je pus fléchir et étendre l'avant-bras. En l'étendant après une flexion complète, je sentis au coude une sorte de grincement. Lorsque j'imprimai des mouvements de pronation et de supination, il y eut aussi un grincement dans le poignet.

26 novembre. Très-petits soubresauts dans le coude, légers grincements dans le poignet.

27 novembre. Léger grincement dans le poignet, pas de bruit au coude. Toujours de la tuméfaction au coude, douleur dans le pli du bras. En essayant de fléchir l'avant-bras au-delà de l'angle droit, je produis une vive douleur.

28 novembre. Bruit nul au poignet. Le coude a désenflé. Une ecchymose apparaît derrière l'épicondyle.

30 novembre. Il y a derrière l'épicondyle une ecchymose noire, linéaire, parallèle au bord externe de l'humérus. Dans le pli du bras, au-devant de l'épicondyle, il y a une autre ecchymose de forme lenticulaire. Le coude est désenflé.

2 décembre. L'ecchymose devient diffuse et une teinte jaune s'étend sur l'avant-bras.

5 décembre. Si l'on veut fléchir l'avant-bras, il survient une douleur dont l'enfant rapporte le siége à un point voisin de l'apophyse coronoïde.

10 décembre. On ne peut pas encore fléchir complétement l'avant-bras.

15 décembre. Je puis le faire plier au-delà de l'angle droit sans exciter de douleur.

17 décembre. Je fais exécuter ce mouvement, mais l'enfant craint encore de le faire de lui-même ; l'ecchymose a disparu.

Sur les quatorze observations que je viens de rapporter, il y a trois cas de subluxation de la tête radiale en arrière, dont un douteux et deux manifestes; deux cas de subluxation de la tête radiale en avant ; quatre de luxation sans déplacement apparent ; trois de subluxation de la petite tête du cubitus en arrière, et deux d'entorse. Dans les observations III et V, la subluxation de la tête radiale était accompagnée d'un léger dérangement dans le poignet. L'observation IX montre à la fois une luxation sans déplacement apparent au coude, et une subluxation de la petite tête du cubitus au poignet. Cette observation offre une grande analogie avec une de celles publiées par M. Goyraud, où le dérangement du poignet persiste après la réduction de celui du coude. La durée des désordres et la longueur du traitement que nous présentent les deux observations d'entorse mettent une grande différence entre ce genre de lésions et les simples subluxations. Dans l'observation XII, les symptômes de la torpeur douloureuse viennent se joindre à ceux de la subluxation de la petite tête du cubitus en arrière. Je n'ai pas d'exemple de décollement épiphysaire. Je n'en ai pas non plus d'enroulement de la tubérosité bicipitale. L'observation VIII éveille l'idée d'une luxation de la tête radiale sous le ligament annulaire.

Les quatre observations de luxation sans déplacement apparent me paraissent devoir être rapportées à la subluxation latérale interne.

CONCLUSION.

D'après les faits cliniques, et d'après l'examen anatomique, voici les résultats auxquels je suis arrivé dans ce travail. J'admets la subluxation de la tête radiale, soit en avant, soit en arrière, et la subluxation de la petite tête du cubitus en arrière. J'admets la torpeur douloureuse. J'accepte l'enroulement de la tubérosité bicipitale, mais je ne l'ai pas vérifié. Je propose la *subluxation latérale interne*. Je n'admets ni l'élongation, ni la subluxation sous-sigmoïdienne. Je n'admets pas non plus la luxation de la petite tête du cubitus sur le fibro-cartilage triangulaire proposée par M. Goyraud.

Cependant la théorie de M. Perrin et celle de M. Goyrand, auxquelles je ne puis souscrire, sont, je dois le dire, celles dont la vérification conduit à l'examen le plus approfondi du sujet, en fixant l'attention de l'investigateur sur le détail le plus complet des particularités anatomiques. En proposant une théorie nouvelle, je puis à mon tour me tromper ; mais, lors même qu'il en serait ainsi, j'espère que mon travail n'aura pas été inutile pour ceux qui voudront encore jeter un regard sur cette question. Car nous ne marchons vers la vérité que par un chemin semé d'erreurs.

DU MÊME AUTEUR:

Compte rendu des travaux de la Société des Sciences médicales de Paris, pendant l'année 1861.

TRAVAUX PUBLIÉS DANS LE *MONITEUR DES HOPITAUX :*

Tumeur fibro-plastique du maxillaire inférieur, 13 août 1853.

Tumeur salivaire formée par la dilatation du conduit du sténon près de son **orifice.** Traitement et guérison, 15 novembre 1853.

Subluxation des cartilages semi-lunaires, 5 octobre 1855.

Luxation tibio-tarsienne en avant, 15 janvier 1856.

Fracture du col de l'omoplate, 9 février 1856.

Quelques mots sur la rotule, sur ses attaches, et principalement sur un ligament tibio-rotulien interne non encore décrit, 26 février 1856.

TRAVAUX PUBLIÉS DANS LE *MONITEUR DES SCIENCES :*

Doigts surnuméraires pédiculés, 25 octobre 1859.

Luxation coxo-fémorale ischio pubienne, 3 novembre 1859.

Entorse du genou et subluxation du cartilage semi-lunaire interne, 12 novembre 1859.

Luxation scapulo-humérale intra-coracoïdienne, avec fracture du trochiter, 24 novembre 1859.

Luxation scapulo-humérale sous-claviculaire, 5 décembre 1859.

Calcul salivaire dans l'épaisseur de la glande sublinguale, 29 décembre 1859.

Cathétérisme du canal de sténon chez un malade atteint de parotide. *Ibid.*

Traitement de l'ongle incarné par l'excision complète des **parties latérales de l'ongle,** 26 juillet 1860.

Luxation du pouce en arrière 28 juillet 1860.

Effets de la torsion du genou de dedans en dehors. — **Entorse du genou, subluxation du tibia** par rotation et **subluxation du fibro-cartilage** semi-lunaire interne. — **Mémoire lu à la Société des Sciences médicales de Paris,** le 27 décembre 1861 ; 21 janvier 1862.

Caen. — Imprimerie E. Poisson.

Caen. — Imprimerie E. Poisson.

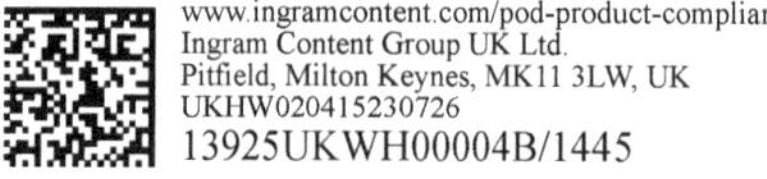
www.ingramcontent.com/pod-product-compliance
Ingram Content Group UK Ltd.
Pitfield, Milton Keynes, MK11 3LW, UK
UKHW020415230726
13925UKWH00004B/1445

9 782014 036107